Ⓢ新潮新書

週刊新潮 編

*Shukan Shincho*

名医・専門家に聞く

# すごい健康法



1016

新潮社

イラスト・シオダワナミ

# 名医・専門家に聞く　すごい健康法

◆

目次

# 「長生き呼吸法」で「血流」「免疫」「メンタル」を一挙改善

小林弘幸
順天堂大学医学部教授

こばやし・ひろゆき
1960年、埼玉県生まれ。1987年、順天堂大学医学部卒業。自律神経研究の第一人者。〃腸のスペシャリスト〃でもあり、日本初の便秘外来を開設。腸内環境の重要性を説き、様々な形で健康な心と体の作り方を提案している。『医者が考案した「長生きみそ汁」』（アスコム）、『整える習慣』（日経BP）など著書多数。

誰もが日常生活で当たり前のように行っている一方で、人間の生命維持に不可欠な重要動作、呼吸――。

呼吸は、自律神経と関係が深く、良い呼吸をして自律神経が整うと、「第二の脳」とも呼ばれる腸の働きが良くなり、免疫力もアップする。

少し意識して変えるだけで、様々な健康効果を得られるという「呼吸」について、自律神経研究の第一人者が解説する。

## 呼吸は1日2万回

自律神経の研究を始めて30年、私は呼吸が持つ意味の大きさを説き、今、健康の好循環を生み出す「長生き呼吸法」を提唱しています。そして最近、急にこの呼吸法に関する問い合わせが増え始めました。なんでも大ヒットアニメの『鬼滅の刃』に、共通した概念が登場するというのです。

残念ながら私はアニメを観たことがなかったのですが、調べてみると『鬼滅』の中では、鬼と対峙し、技を繰り出す前に行う「全集中の呼吸」についてこう説明されていました。

「体の隅々の細胞まで酸素が行き渡るよう、長い呼吸を意識しろ。体の自然治癒力を高め、精神の安定化と活性化をもたらす」

「血の中にたくさん、たくさん空気を取り込んで、血がびっくりした時、骨と筋肉が慌てて熱くなって強くなる」

素晴らしい表現だと思いました。ここには、私の「健康観」がそのまま反映されているようで本当に驚きました。私は、従来「健康とは、ひとつひとつの細胞にどれだけ質のいい血液を流すことができるか」と定義しています。確かに全集中の呼吸の考え方と似ていますよね。

日頃、私たちは意識せずに自然と呼吸をしているため、その重要性を忘れてしまいがちです。しかし、人は1分間に12〜20回、1日に換算すると2万回も呼吸を繰り返しています。この回数を見ても、呼吸が人間の生命維持に不可欠な動作であることは一目瞭然であり、呼吸は命の根幹を支える機能なのです。そのため、私は「良い健康」には「良い呼吸」が欠かせないと提唱しているわけです。

実際、ゆっくりと深い呼吸を行うことで血流がアップし、腸が元気になり、その結果、免疫力が上がって新型コロナウイルスのような感染症にもかかりにくくなり……と、あらゆる面で私たちに良い健康がもたらされます。普段意識することなく、何気なくしている呼吸に、なぜこれほどの健康効果があるのでしょうか。

## 意識で変えられる唯一のもの

まず、呼吸の役割を確認しておきましょう。それは、肺や血管を通して、体の隅々にまで酸素と栄養を行き渡らせることです。呼吸の質が悪ければ、全身の機能が低下してしまいます。

このように健康の基礎とも言える呼吸は、自律神経と関係が深いのです。私たちは意識して呼吸しているのではなく、無意識の中で自然に息を吸い、吐いている。これは自律神経の働きが強く関係しています。同じく、脈拍や消化・吸収なども自律神経が司り、自然に行われていますが、これらと呼吸には決定的に異なる点があります。それは、呼吸だけが人の意識で変えられるということです。

いくら「早く消化してくれ」と願っても、腸の活動が活発になったりはしません。しかし、呼吸は違います。意識すれば、息を止めたり、ゆっくりと息を吐いたりと、私たち自身がコントロールできます。そして、呼吸を上手にコントロールすることで、逆に自律神経を整えられるのです。

自律神経には交感神経と副交感神経のふたつがあります。車で喩《たと》えるならば、前者はアクセルで後者はブレーキ。人の臓器は交感神経と副交感神経の二重支配を受けているため、この両神経のバランスをとることがとても重要になります。

ところが、ストレスの多い現代社会では交感神経ばかりが刺激されやすい。アクセルである交感神経は体を緊張させ、ブレーキである副交感神経は体を弛緩させます。心身にストレスが襲ってきた時には交感神経が活発化し、そのストレスと対峙しようとする。したがって、ストレスフルな社会を生きる私たちは、交感神経が優位となり、自律神経がアンバランスな状態になりやすいのです。

そこで呼吸です。「吸う」行為が交感神経を刺激し、「吐く」行為が副交感神経を刺激することが分かっています。よって、「深くゆっくりと吐く」を意識することで、劣位になりがちな副交感神経を刺激し、自律神経のバランスを保つことができるのです。

太極拳やヨガでは、体をゆっくりと動かすとともに深い呼吸を繰り返しますが、やはり息を「吐く」ことに集中しますよね。これは医学的にも理に適《かな》った呼吸法と言えるのです。

### 免疫細胞の7割が集中する「第二の脳」

そして自律神経が整うと、腸の働きが良くなります。腸の周りにはたくさんの自律神経が走っていて、腸は自律神経の影響を受けやすい臓器だからです。緊張するとお腹が痛くなる人がいますよね。あれは「スパスム」と言って、自律神経のバランスが崩れて腸が過剰収縮することにより、引き起こされるものです。

その腸は、脳から独立した神経系を持ち、「第二の脳」とも呼ばれます。しかし、発生学的には腸は脳より先に形成されます。本来は脳を「第二の腸」と呼ぶべきであり、それほど腸は体内で重要な役割を果たしているのです。

事実、免疫細胞の7割は腸に集中していて、しかも腸内細菌がその活性をコントロールすることも分かってきています。つまり、免疫力アップの鍵は腸が握っていると言っても過言ではありません。腸の働きが悪くなると、腸内フローラのバランスが崩れて悪玉菌が増え、アンモニアや硫化水素といった毒素が、腸から血流に乗って全身に運ばれます。「質の悪い血液」が、体内を巡ってしまうのです。

この「悪のサイクル」を、良い呼吸をすることで、

〈深く吐く→副交感神経を刺激する→自律神経のバランスが改善→腸の蠕動《ぜんどう》運動が良くなる→腸内環境が改善する→免疫力が上がる〉

という好循環に変えられるのです。

そもそも、ゆっくりと深い呼吸をすることで、血液の中に多くの酸素を取り入れられ

ます。そして、栄養は腸から全身に運ばれます。酸素と栄養を充分に含んだ「質の良い血液」を体の隅々まで行き渡らせるには、血流を向上させる必要がありますが、血流を司っているのも自律神経です。すなわち、「呼吸」「腸」「血流」「免疫」は相互に影響し合っていて、それを司るのが自律神経であり、その自律神経を整えることができるのが呼吸で——という具合に、「良い呼吸」が健康の相乗効果をもたらすわけです。

例えば仕事で大事なプレゼンをする際に、入念に準備したのに緊張して上手くいかないといった経験をされた方は少なくないと思います。この緊張も、自律神経のバランスが崩れているところから来ます。長生き呼吸法をルーティンワークとして取り入れることで、緊張しそうな場面でも文字通り自分を律することができるようになるはずです。ここ一番の入学試験の時なども同様です。緊張することで交感神経が刺激され、浅く早い呼吸になりがちですが、そういう時こそ、ゆったりと深い長生き呼吸法が効果を発揮します。

また、交感神経の働きが過剰になると、血管が収縮し、高血圧の一因となる。長生き呼吸法で副交感神経の働きを高めることで、高血圧の改善にもつながります。

このように、長生き呼吸法によって期待される健康の相乗効果は多岐にわたります。

では具体的にどのように呼吸するのが良いのか、それを紹介しましょう。

## いつでもできる「最強の健康法」

まず、わき腹に手を当て（21ページ図1）、上体を前に倒しながらゆっくりと6秒くらいかけて息を吐く（図2）。その際、手でわき腹の肉をおへそに集めるイメージでぐっと力を込めます。

次に、背中を反らしながらゆっくりと約3秒かけて息を吸う（図3）。同時にこの時、わき腹に当てていた両手の力をゆるめます。

ポイントは「手」です。深くゆっくりとした呼吸に加え、当てた手でお腹を収縮させることにより腸のマッサージ効果も得られます。そしてお腹に手を当てることで、自然と腹式呼吸になる効果もあるからです。

鼻から吸って口から吐くことも重要です。人の鼻の気道（副鼻腔）では、一酸化窒素が大量に作られています。この一酸化窒素は、血液が酸素を取り込む量を増やす役割を果たしてくれます。鼻から吸うことで空気とともに一酸化窒素も肺に送り込まれ、体内に取り込まれる酸素量が増えるのです。また、一酸化窒素には血管を拡張させる働きがあるため血流をアップさせ、さらに抗ウイルス・抗菌の働きもある。鼻から吸わない手はありません。

この長生き呼吸法にストレッチを合わせるのもお勧めです。足を肩幅に開いて立ち、そのまま両腕を頭上に伸ばします（図4）。そして長生き呼吸法を行いながら、前後左右に体を伸ばす。6秒かけて息を吐きながら体を伸ばし、3秒かけて吸いながら元の直立姿勢に戻す（図5）。さらに円を描くようにぐるりと体を回して伸ばす。前後左右と円運動のセットを5回やってほしいのですが、手首をクロスして手のひらを合わせながら行うと、肩甲骨が動き、より体が伸びやすくなります。寝ている間に固まった筋肉をほぐす意味で、朝にやるのがお勧めです。

『鬼滅』の後半では、「全集中の呼吸・常中」が登場します。鬼と対決する時だけでなく、24時間全集中の呼吸を保つ訓練です。強力な鬼と対峙し、倒すためには、それほどの鍛錬が求められるというわけです。

長生き呼吸法も24時間できればそれに越したことはない。しかし、さすがに無理でしょうから、1日1回、3分でも1分でもいいから実践してみてください。

健康を維持するためには、ランニングから筋トレまで、さまざまなエクササイズがあ

## 長生き呼吸法

### ❶ 基本の姿勢

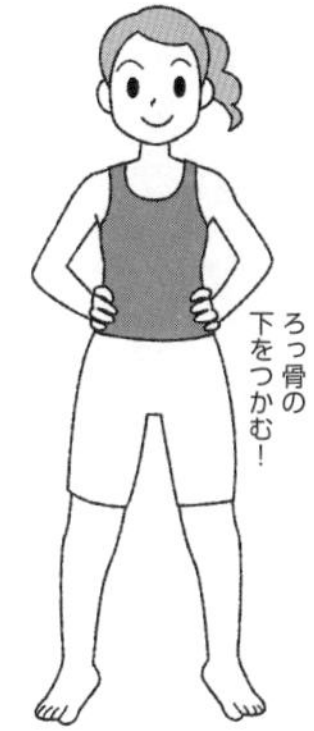


足を肩幅にひらき、まっすぐに立つ。肩の力は抜いて両手はお腹の横に。

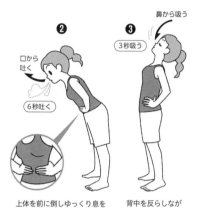

### ❷

上体を前に倒しゆっくり息を吐く。息を吐き出しながら、両手を使いわき腹の肉をおへそにグーッと集めるイメージで腸に刺激を与える。

### ❸

背中を反らしながらゆっくり息を吸う。腸に刺激を与えていた両手の力をゆるめる。

## 長生き呼吸ストレッチ

### ❹

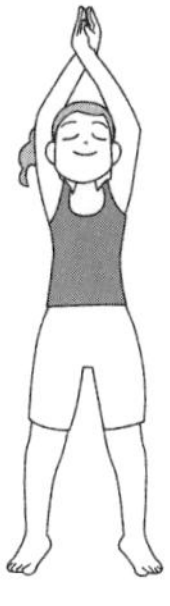

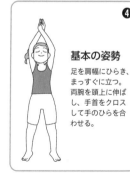

**基本の姿勢**

足を肩幅にひらき、まっすぐに立つ。両腕を頭上に伸ばし、手首をクロスして手のひらを合わせる。

### ❺

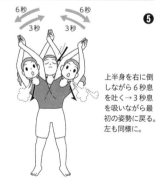

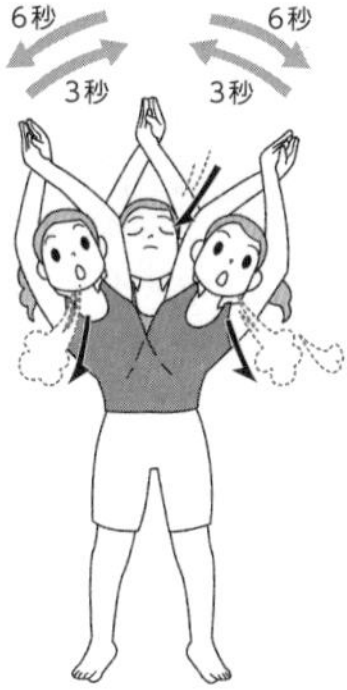


上半身を右に倒しながら6秒息を吐く→3秒息を吸いながら最初の姿勢に戻る。左も同様に。

小林弘幸著『自律神経を整える「長生き呼吸法」』（アスコム）を参考に作成。

ります が、どれだけ効果的な運動でも、継続できなければ意味はありません。その点、長生き呼吸法は無理なく続けられます。継続することが大事であり、続けるのが面倒になるほど根を詰めてやっては元も子もありません。

一切お金がかからず、いつでも気軽に実践することができる。これが、長生き呼吸法が「最強の健康法」であるとお勧めできる所以《ゆえん》です。『鬼滅』ブームによって、呼吸に対する日本人の意識が高まるのであれば、医師としてこれほど歓迎すべきことはありません。このコロナ禍の環境で、さまざまなストレスを受けて心身ともに体調を崩されている方も多くいらっしゃると思います。今こそ、「全集中の呼吸」で乗り切りたいですね。

石井直方
東京大学名誉教授

# 「80歳の壁」を超えて
# 若さを保つための「筋トレ」指南

いしい・なおかた
1955年生まれ。東京大学理学部生物学科卒業、同大学院博士課程修了。専門は身体運動科学、筋生理学、トレーニング科学。オックスフォード大学生理学教室に留学し、東京大学スポーツ先端科学研究拠点長等を歴任。ボディビルダーとしてもミスター日本、ミスターアジア等での優勝歴を誇る。『「老けないカラダ」をつくる!』(さくら舎)、『いのちのスクワット』(マキノ出版)等著書多数。

人生１００年時代を生き抜くために、脳トレに励んでいる方も少なくあるまい。しかし、せっかく頭を鍛えたところで足腰が弱まってしまっては健康長寿は全うできない。

「筋トレ学」の大家として知られ、「筋肉博士」とも呼ばれる専門家が、見直されてきた筋肉の「偉大さ」、そして高齢者に適した若さを保つための肉体維持・強化法を解説する。

## 高齢者こそ「筋トレ」すべき

見た目を良くし、虚栄心を満たす。そのために、心身ともにパワーがあり余った若者たちが行うもの、それが筋トレである——。

自らの身体をいじめ、追い込み、鍛え上げる筋トレに対して、今でもこうしたイメージを持っている方がいるのではないでしょうか。

今から約40年前、大学院生だった頃、研究の傍らボディビルダーとしても活動していた私はよくこう言われました。

「そんなに身体を鍛えてバカなんじゃないの？」

「筋トレをやり過ぎると脳みそまで筋肉になっちゃうよ」

当時は筋肉への、偏見にも似た冷ややかな見方もあったのです。その頃はまだ、我々の身体の中で筋肉がどのような役割を果たしているのか不明な点が多かった。ゆえに、ややもすると、肉体を鍛えている者は単にこれ見よがしに筋肉を膨らませているだけの

「筋肉バカ」と見られることもあったわけです。

しかしこの20年余りで、筋肉の存在は見直されるようになりました。実は私たちの健康長寿にとって、筋肉は欠かせないものであることが分かってきたのです。

したがって筋トレは、なにも自分を筋骨隆々にして満足する若者の特権ではありません。高齢になり、筋肉が衰えてきた時にこそ、ぜひ筋トレに取り組むべきだと私は考えます。

### 89歳からでも鍛えられる

2007年、デンマークでこんな研究報告がなされました。

85〜97歳の高齢者（平均年齢89歳）を対象として継続的に3カ月間、筋力トレーニングをしてもらった結果、膝を伸ばす筋力が平均38%アップし、下半身を支える大事な太ももの筋肉である大腿四頭筋の横断面積が平均9・8%増大した。

つまり、トレーニングのやり方さえ間違わなければ、筋肉は何歳からでも鍛えられることが証明された。筋トレを始めるのに遅過ぎるということはないのです。

無論、歳とともに筋肉が衰えていくのは紛《まが》う方なき事実です。人間の筋肉量は30歳頃にピークを迎え、その後は緩やかに減少していく。大腿四頭筋を例に取ると、30歳から80歳までの50年間でおよそ50%、つまり半分ほどにまで筋肉量は減ってしまいます。

また、下半身に比べて衰えが緩やかな上半身の筋肉量も、30歳の頃に比べると80歳前後で70~80%程度に減少し、特に75歳になり後期高齢者の仲間入りをすると顕著に筋肉量が落ち始める。ペットボトルの蓋が開けられなくなったり、何気なく手に持っていたモノを落としてしまったりと、日常生活に支障が生じることも出てきます。

しかし、筋肉におけるこうした「80歳の壁」や「75歳の壁」も、先のデンマークの研究結果から分かるように、歳だからといって諦めてしまう必要は全くありません。なによりも、筋トレの効果は、筋力アップという直接的なものにとどまらず、健康全般に及ぶのです。なぜなら、筋肉は我々の身体にとって非常に重要な役割をいくつも果たしているからです。

### 脳活性化ホルモンを分泌

まずは身体を動かす「エンジン」の役割。「立つ」「歩く」「しゃがむ」といった日常的な動作は、筋肉があってこそ可能であるのは言うまでもありませんが、心臓の鼓動や横隔膜の呼吸運動、コミュニケーションのための発声も、筋肉の収縮によって起こります。筋肉は、私たちの生命を維持する土台とも言うべき存在なのです。

次に「ストーブ」としての働きです。恒温動物であるヒトは、常に体温を一定に保つために自ら熱を生み出す必要があります。それには「ふるえ熱産生」と「非ふるえ熱産生」の2種類があり、前者は寒くなると身体がガタガタと震える場合などの熱産生で、筋肉の収縮によるものです。そして後者は、体内でエネルギーを消費することによる熱産生で、そのうちの6割は筋肉のエネルギー消費によって生み出されています。

また筋肉は体内に水を貯める「ダム」の機能も果たしています。人体の約6割は水分と言われていますが、そのうちの約8割は筋肉が貯め込んでいます。つまり、筋肉が少ない人ほど脱水症状を起こしやすくなるわけです。そして脱水状態が続くと、血栓が出来る危険性が高まり、脳梗塞や心筋梗塞を引き起こしやすくなってしまいます。

さらに近年では、筋肉がホルモンを分泌する役割にも注目が集まっています。筋肉が収縮することで作られるホルモン様の活性物質を総称して「マイオカイン」と呼び、100種類以上あることが報告されています。そのひとつの「IL-6」は脂肪に働きかけて分解を促す作用があり、肥満防止や動脈硬化予防が期待できます。

他にも12年に見つかった「イリシン」というマイオカインは、脳の海馬に働きかけ、短期記憶や学習能力をアップさせる効果があることで知られているＢＤＮＦ（脳由来神経栄養因子）を増やしてくれることが分かっています。筋肉はイリシンを分泌することによって脳の活性化にも一役買っている可能性があるのです。

## 10日で5％、1カ月で15％の筋肉減少

以上のように、筋肉は極めて多彩な働きをしているわけですが、鍛えれば増える一方、使わなければ確実にその量は減っていきます。完全に寝たきりの状態だと、足腰にある大きい筋肉などは1日に0・5％のスピードで衰えていくと言われています。単純計算で、10日で5％、1カ月（30日）で15％も筋肉量は減ってしまうのです。大腿四頭筋のような足腰を支える筋肉は、椅子から立ったり、歩いたりする時に働くので、衰えることで足のもつれや転倒につながりやすい。すると、動くこと自体が億劫になる。

〈加齢による筋力低下「サルコペニア」→身体機能が落ちて思うように動けなくなる「ロコモティブシンドローム」→身体活動に加えて認知機能や栄養状態も悪化する「フレイル」〉

この悪循環に陥るリスクがあるわけです。

とりわけ、コロナ禍の巣ごもりの影響で、その危険性は増大しました。実際、20年に最初の緊急事態宣言が発出されていた時期の3カ月間、それまである運動教室に通っていた高齢者のグループを追跡調査した結果が報告されています。それによると、わずか3カ月間で体脂肪率の平均値が2％上昇。コロナ禍以降、私たちの筋力の衰え、体力の低下はかなり深刻なものになっているのではないかと懸念しています。

なお、高齢者に限らず、リモートワークの影響も心配されます。実は「通勤による運動」はバカにならず、普段、毎日7000～8000歩あるいている人でも、在宅勤務だと2000歩あるけばよいほうで、全体的な活動量は5分の1に低下してしまう。必然的に筋肉も衰えていきます。

世の中が便利になると、人間は動かなくなり、不健康に陥る――。

人類が抱えるジレンマのひとつと言えるでしょう。

## 「適切に鍛える」ために

さて、それでは「80歳の壁」や「75歳の壁」が立ちはだかる高齢者は、どのように筋トレを行えばよいのでしょうか。

繰り返しになりますが、何歳になっても筋肉は鍛えることができます。しかし、闇雲《やみくも》にトレーニングをすればいいというわけではありません。とりわけ高齢者は、筋肉に負荷を掛けようとしても、その負荷で骨や関節を痛めてしまうリスクが高い。また、心臓や血管などの循環器系の持病がある人も多く、筋トレ中に血圧が上がり過ぎてしまい健康を害するリスクもあります。したがって、当然のことながら大事なのは単に「鍛える」ことではなく「適切に鍛える」ことになります。

適切な筋トレ、すなわち筋肉への適切な負荷とはどの程度のものなのか。筋トレと言うと、どうしても昔のイメージが付きまとい、「気合い」や「根性」などが重視されがちですが、今の時代はしっかりとした科学的な根拠に基づいて説明することができます。ここでは「速筋《そっきん》と遅筋《ちきん》」、そして負荷の強さの指標としての「RM（レペティション・マキシマム＝最大反復回数）」という概念について解説したいと思います。

まず、筋線維には瞬発力やパワーを発揮するのに活躍するものの持久力に乏しい速筋と、逆にスピードには劣るが持久力には優れた遅筋の2種類があります。加齢に伴い衰えが激しいのは前者です。したがって、老化を食い止めるために、より鍛えるべきは速筋ということになる。この速筋線維は、やや強めの負荷を掛けることで増えます。

　次に「1RM」とは、その人が「1回しか持ち上げられない（できない）負荷」を意味します。例えば、歯を食いしばって頑張れば100キロのバーベルを1回なら持ち上げられる人がいたとします。この人にとって100キロのバーベルが1RM強度に相当します。2RM、3RMとなるにつれ、2回、3回と持ち上げられるということになるので、バーベルの重さ（負荷）は軽くなっていきます。

　これまでは、どうにか1回持ち上げられる負荷の8割程度、つまり「80％1RM」が速筋を最も太くするとされてきました。「70％1RM」では効果は弱まり、「65％1RM以下」だとほとんど効果はないと。

　ところが、ここ10年の研究のなかで、「30％1RM」の負荷であっても、筋肉が真に疲労困憊するまで反復すれば筋肉を太くできることが分かってきました。

　ただし、ここでひとつ大きな問題が生じます。30％1RMで効果を得るための「疲労困憊になる程度までの反復」は、スクワットで考えると概ね40回を3セット繰り返す必要があり、最終的に心臓や呼吸器への負担が非常に大きくなってしまうのです。

　つまり、老化を防ぐポイントとなる速筋線維を太くするためには、短時間で80％1R

Mの高負荷トレーニングを行うか、長時間にわたって30％1RMの低負荷トレーニングを継続するかの二択しかないことになります。いずれも高齢者にとってはあまり現実的ではありません。

## 安全かつ効果的な「スロトレ」

結局のところ、高齢者に適切な筋トレは存在しないのか……。そんなことはありません。私たちの研究グループはスロートレーニング、略して「スロトレ」を行うことで、高齢者でも安全かつ効果的な筋トレ成果が得られることを実証しています。

スロトレのポイントは、スローに、つまりゆっくりと筋トレを行うことよりも、常に筋肉を緩めない点にあります。もちろん、速いスピードで筋トレを繰り返す必要はないという意味においてはスローと言えます。しかし、むしろ大事なのは、例えばバーベルをゆっくり上げてゆっくり下ろしつつ、「筋肉が緩む瞬間」を作らずに繰り返すこと、すなわちゆっくりと滑《なめ》らかに動き続けることです。

「スロー＝ゆっくり」と言うと、上げて、下げて、一息つきつつ、また上げて……と、極端に言えば「ダラダラ」と筋トレをするというイメージを持ちやすいかもしれません。

しかしこれでは、やはり疲労困憊になるまで追い込まないと30％1RMでは効果は得られない。

ところが、動きはスローながら絶え間なく滑らかに筋トレの動作を繰り返すことで、30％1RMでも筋肉は太くなる。「滑らかに動き続ける」ことにより、筋肉の内部圧力が高まって血流の抑制が生じ、筋肉が低酸素状態になる。その結果、高負荷での筋トレと同じくらい急速に筋疲労を起こすことができるのです。

## 人生100年を支えるスロースクワット

具体的に説明しましょう。高齢者にとって特にお勧めの筋トレはスクワットです。スクワットはキング・オブ・エクササイズとも言われ、太ももからお尻、体幹の筋肉など幅広く鍛えることができます。QOL（生活の質）の面から考え、「立つ」「歩く」といった日常の基本動作を支える意味でも、やはり高齢者にとってスクワットで下半身を鍛えることは〝命綱〟とも言えます。

スロースクワットは、4秒かけて沈み、4秒かけて上がるというペースで、筋肉を緩ませることなく滑らかに上下運動を繰り返す。1セット5～8回を3セット。これを週

2、3回行うことで充分な効果が得られます。なぜなら、筋トレを行った直後から72時間後にかけて、筋線維の中ではタンパク質合成が活発化した状態が続き、その合間に「追加」してもさらなるタンパク質合成を促すのは難しいからです。したがって、毎日やっても構わないのですが、実際の効果は週2、3日の場合と大差はありません。

健康長寿の要となる足腰を鍛えるスロースクワットから始め、その後に、壁に手をついた状態でのスロー腕立て伏せなどを追加していくといった順番が高齢者にとってはよいでしょう。現在67歳の私自身、スロースクワットを3セット、足を前後に開いて行うスプリットスクワットを3セット、さらに有酸素運動としてウォーキングとエアロバイクを加え、これを週に2、3回行っています。

人生100年時代、QOLを支える基本となるスロースクワットを始めるのに遅すぎることはありません。なにしろ、「平均年齢89歳」の高齢者であっても成長することができたのですから。

# 「脳内GPS」を強化して認知症を防ぐ

髙島明彦
学習院大学教授（理学部生命科学科）

たかしま・あきひこ
1954年生まれ。九州大学理学部生物学科卒業、同大大学院修了。理学博士。国立研究開発法人・理化学研究所の脳科学総合研究センターアルツハイマー病研究チームリーダーや、国立長寿医療研究センターの部長などを歴任。『淋しい人はボケる 認知症になる心理と習慣』（幻冬舎新書）、『JIN-仁-と学ぶ認知症「超」早期発見と予防法』（集英社クリエイティブ）などの著書がある。

人生100年時代、健康長寿を考えると認知症になるのは誰もが避けたいところ。事実、2021年に民間会社が行った調査では、「最もなりたくない病気」として、がんを抜き認知症がトップになっている。

未だに謎多きこの症状について、理学博士である専門家が新常識とその予防法を伝授する。アルツハイマー病の超早期発見を可能にするメカニズム、そして脳の健康を保つ具体策とは。

## 脳内ＧＰＳ機能に〝異変〟

徘徊老人。

現代日本で問題視されている認知症の典型的な症状のひとつです。実はこの行動、古い文献によると江戸時代にも町で騒ぎになっていたといいます。昔から、私たちは認知症との戦いを余儀なくされていたわけですが、徘徊を、認知症になりボケてしまった高齢者の仕方のない問題行動という風に、漠然と捉えている人が多いのではないでしょうか。

しかしこの行動にこそ、認知症、とりわけその約60％を占めるアルツハイマー病のメカニズムを解く鍵が隠されているかもしれないのです。

アルツハイマー病の正体を知り、その予防や治療に役立つ可能性があるキーワード。それは、脳の部位のひとつである「嗅内野《きゅうないや》」、そして徘徊につながる「空間認知機能」なのです。

何も見えない真っ暗闇の空間に立たされる。壁もなく、手の感触で自分の位置を確認することもできない。そんな場所で、ゆっくりと円を描くように歩き、元の位置に戻って来てくださいと命じられたら、果たして可能でしょうか。

実際に安全な場所で目をつぶってやってもらえれば分かると思いますが、可能です。おそらく、元の位置とさほど大きくずれていない地点に戻って来られているはずです。目印も何もないのに、人間はどうしてそんなことができるのか。これこそ、嗅内野の働きによるものなのです。

脳の側頭葉の内側にある嗅内野にはいくつかの重要な働きがあるのですが、まずそのひとつは記憶形成の「ハブ」としての役割です。嗅内野は、「見る」「聞く」、そして「嗅ぐ」といった行為によって外界から脳に入ってくる一次感覚情報を全て集約し、それを短期記憶を司る海馬に伝えたり、また海馬で処理された情報を、長期記憶を司る大脳皮質に渡したりと、情報の中継地点としての役割を果たしています。

このように、嗅内野は人間の記憶においてとても重要な働きをし、日夜膨大なエネルギーを消費しているため、嗅内野の神経細胞の温度は40度にも達すると言われています。

そして、嗅内野の働きとしてもうひとつ重要なのが空間認知機能です。嗅内野にあるグリッド細胞が、言わばＧＰＳの機能を果たしている。この空間認知機能があるため、人間は暗闇の中でも元の場所に戻って来ることができるのです。アルツハイマー病をはじめとする認知症の代表的な症状として「ここがどこか分からない」といったような見当識障害があげられますが、それは嗅内野に〝異変〟が生じていることと関係している可能性があるわけです。

だとするならば、嗅内野の異変をいち早く察知することが、アルツハイマー病対策の要のひとつということになります。では、どうすれば嗅内野で起きている異変に気づくことができるのか。そのためには、改めてアルツハイマー病のメカニズムを理解しておく必要があります。

## 最初の兆候は「脳内のゴミ」

アルツハイマー病患者の脳には三つの特徴が見られます。「老人斑」「神経原線維変化」「萎縮」です。

老人斑とは、アルツハイマー病の原因物質としてよく知られているアミロイドβというタンパク質が溜まり、脳の表面にできる「シミ」のような塊です。

神経原線維変化とは、もともと細胞に存在するタウというタンパク質が多量に蓄積し、そして過剰にリン酸化されることで糸くずみたいな状態になってしまうことを指します。言ってみれば、老人斑も神経原線維変化も、脳内にできるタンパク質のゴミのようなものです。そして萎縮は、文字通り加齢とともに脳が萎縮していく状態です。

これまで、「アルツハイマー病の原因はアミロイドβである」という説が一般に広まってきましたが、実は脳内で起きる最初の病理変化、すなわち脳の老化は、嗅内野での神経原線維変化であることが分かってきたのです。分かりやすく言うと、アルツハイマー病の原因となる、脳の老化の最初の〝兆候〟はタウタンパクの神経原線維変化で、アミロイドβによる老人斑が症状を加速させる。あわせて脳が萎縮していく。これがアルツハイマー病のメカニズムなのです。

したがって、アルツハイマー病対策を早く始めるには、嗅内野の異変である神経原線維変化に気づけばいいということになるわけです。

しかし、厄介なことに、その変化はMRIなどの画像診断には写り込まない。また現在、認知症の検査としては、日付や曜日が言えるか、簡単な計算ができるかなどを点数化して診断する「長谷川式スケール」が一般的ですが、この検査が有効なのは、認知症の一歩手前の状態である軽度認知症（ＭＣＩ）の段階からです。それ以前の「認知機能の衰え」を測ることはできません。

### 発症の30年前から「始まっている」

ところが、嗅内野における神経原線維変化（脳の老化）は、軽度認知症になる20～30年前、早ければ40代で始まります。つまりその時点で、症状こそ現れていないものの、実質的にはすでにアルツハイマー病は「始まっている」とも言えるわけです。しかし現状では、画像診断でも長谷川式スケールでもそれを見抜くことはできない。発症前に「早期発見」できれば、医療機関にかかるなどして対策が可能なのに、それが叶わないのです。

そこで注目すべきが、嗅内野の空間認知機能です。この機能が低下していれば、脳の老化が始まっている蓋然性が高い。つまり、空間認知機能の衰えを知ることで、アルツハイマー病を「超早期発見」できる可能性があるのです。したがって、私たちは今、ＭＩＧ株式会社とともにＶＲ（バーチャルリアリティー）ゴーグルを使った検査法の研究に取り組んでいます。

ＶＲゴーグルを通して見るバーチャル空間で、目印に頼ることなくどれだけ正確にゴールできるかを計測することで、「嗅内野のＧＰＳ機能」の低下度合いが分かる。アルツハイマー病を発症してはいないものの空間認知機能にどれだけ支障が生じているか、つまり水面下で発症に向けた現象がどれだけ進行しているかを測定できるように研究を重ねているのです。

### 「運動しすぎ」は逆効果

ここまで見てきたように、「アルツハイマー病へのカウントダウン」は早ければ40代から始まっているわけですが、もちろん、危険因子を減らすことで発症リスクを下げることは可能です。例えば高血圧。高血圧患者で降圧剤を使用した人は、そうでない人よりアルツハイマー病発症リスクが約50％抑えられたという報告があります。いずれにしても、「高血圧状態」は万病のもとでしょうから、塩分の摂《と》りすぎや肥満には気をつけなければいけません。

また、55歳以上を対象とした大規模な疫学研究として知られ、信頼度が高いオランダの「ロッテルダム研究」では、喫煙がアルツハイマー病の発症リスクを１・56倍にし、糖尿病患者の発症リスクは1・9倍であることが報告されています。

さらに、オランダの別の調査では、60歳以降にうつ病になったことがある患者の発症リスクは2・34倍であると報告されていますし、5年以上のアルコール乱用あるいは大量飲酒の経験がある高齢男性は、そうでない男性に比べて認知症発症リスクが4・6倍との報告もあります。なお、アルコール摂取の適量は、350ミリリットルの缶ビールを週に6本程度とされています。

こうした危険因子を極力排除することに加え、発症リスクを積極的に下げることにつながる生活習慣を取り入れることも大切です。

イギリスの医学誌『LANCET』が世界的な認知症の専門家を集めたLANCET委員会（2020）は、中年期から難聴、外傷性脳損傷、高血圧、過度の飲酒、肥満に気をつけ、高齢期になると喫煙、うつ病、社会的孤立、運動不足、大気汚染、糖尿病に気をつけることで40％発症リスクを下げられることを報告しています。

フランスの高齢者を対象に行われた調査では、週に2回以上魚を食べる人は、2回未満の人より認知症の危険率が下がるという結果が出ていて、先に紹介したロッテルダム研究でも、魚の摂取量を増やすとアルツハイマー病のリスクが下がることが分かっています。

そして、発症リスクを下げるには「血流」が大事であることも紹介しておきたいと思います。血流が悪くなると、脳に栄養が充分に行き渡らなくなり、神経原線維変化、すなわちタンパク質のゴミ化は進んでしまうと考えられます。

では、血流を良く保つにはどうすればいいのか。

最近の研究では、散歩の重要性が指摘されています。1日の歩数が、5000～1万歩の場合に認知症発症リスクが最も下がるというのです。適度な運動によって、血流が良くなるためでしょう。

ただし、注意が必要です。1万歩を超えるとリスクが上がってしまうケースも報告されているからです。つまり、「歩き過ぎ」も良くない。

私自身、学生にこんな実験を行ったことがあります。校舎の1階から9階まで階段で駆け上がった後に暗算をしてもらったのです。通常、暗算で脳を使うと、思考や集中を司る前頭前野の血流が促進されるのですが、その実験では全く血流が良くならなかった。このことからも適度な散歩くらいがちょうどよく、過度な運動はむしろ逆効果である危険性を考慮する必要があります。

また、あくまで仮説に過ぎませんが、散歩のメリットとしては、外を歩くことで空間認知機能が働き、嗅内野が活性化するために発症リスクを下げることにつながっている可能性も考えられるでしょう。

## スマホ検索でも脳は活性化する

そして、現時点では治療法がないアルツハイマー病に過度に怯えている人には、「認知予備能」という言葉も知っていただきたいと思います。

私たちの脳は、一部の機能が損なわれても、他の機能でそれを補えるようにできています。車で言うとスペアタイヤのようなもの、それが認知予備能です。例えば、記憶を司る海馬や嗅内野にダメージを負っても、前頭葉や後頭葉でそれを補えれば、認知機能を維持できるのです。

この認知予備能は、教育を受けていた期間が長いほど発達すると言われていますが、学生時代に限らず、社会人になってからも仕事や趣味で頭を使い続けた人であれば鍛えられるので、高齢者だからといって手遅れということはありません。とりわけ、何か新しいことにチャレンジし、学び続けることで、脳に刺激が与えられ、新たな神経回路ができるため認知予備能の働きは鍛えられます。

しかし、ここでも気をつけなければならないのは、散歩と同様に「程度」です。脳を使わないでぼんやりしているのも良くありませんが、脳を使い過ぎてストレスを与えることもまた良くない。認知予備能を鍛えるために、高齢者が新たな勉強を始めたとします。その時、若い頃と同じように全部の情報を詰め込み、記憶しようとすると、海馬がフル稼働することになります。あまりに働き過ぎると、海馬にタウタンパクが溜まり、神経原線維変化が加速するリスクになってしまうのです。

例えば、脳トレの問題を解きながら、「分からない」「間違えた」と、イライラしたり落ち込むくらいなら、脳トレをしないほうがマシです。また、間違いなく知っているはずの人や物の名前だったり、絶対に身についているはずの情報がなかなか思い出せずに、どうにか思い出そうとして延々と頭を捻《ひね》り続ける人がいます。思い出せないのは脳機能の低下ゆえであり、ここで踏ん張らないとさらに脳が衰えてしまうと考えるようです。

しかし、これも脳に過度なストレスをかけることにつながってしまいます。「あれ、何だっけ?」と思った時には、無理をせず、すぐにスマホなどで検索して調べるほうが良いでしょう。なぜなら、思い出そうとしてスマホで答え合わせをする――これだけでも充分に脳は働き、活性化されるからです。

60歳を超えたら、くれぐれも「楽しいと思える範囲」で新しいことにチャレンジし、決して脳に過度で不必要な負担をかけない。これがポイントです。認知症対策のためにリカレント（学び直し）を始めたのに、逆に脳に負担をかけ、自らアルツハイマー病に近寄っていっていた……。これでは本末転倒以外の何物でもありません。

尾形哲
肝臓外科医

成人の3分の1が罹患
万病のもと「脂肪肝」を断つ

おがた・さとし
1970年生まれ。日本肝臓学会専門医。神戸大学医学部卒業、医学博士。2003年、フランス政府給費留学生としてパリ大学付属ポジョン病院に臨床留学。多くの肝移植手術を経験する。2017年、佐久市立国保浅間総合病院（長野県）で、肥満・脂肪肝専門の「スマート外来」を立ち上げ。著書に『ダイエットも健康も 肝臓こそすべて』（新星出版社）等。

超高齢社会に突入した現代日本において、私たちは否応なく「健康長寿」と向き合わざるを得ない。そこに大きく立ち塞がるのが生活習慣病だ。

生活習慣病と特に関わりが深いのが「沈黙の臓器」とも呼ばれる肝臓。「アルコール好きの人たちが壊してしまう臓器」程度の知識しか持っていない人も多いのではないだろうか。

健康長寿を大きく損なう脂肪肝。その予防法を専門の医師が解説する。

## たかが砂糖、されど砂糖

心地よく身体を動かし、汗を流して心身ともにリフレッシュする。

健康を意識し運動を日課にしているあなたは、その締めくくりとして、ペットボトルのスポーツドリンクをごくごくと飲んで喉を潤す。渇き、火照った身体に沁《し》みわたる至福の1本——。

極めて〝健康的〟な生活のワンシーンに映るかもしれません。しかし、日本肝臓学会専門医である私からすると、この〝健康習慣〟はお勧めできません。なぜなら、それは健康の要である肝臓を「脂肪まみれ」にする危険性を孕《はら》んでいるからです。

肝細胞の中に脂肪が溜まり、肝臓がフォアグラ状態になる脂肪肝（非アルコール性脂肪性肝疾患）は「万病のもと」と言えます。高血圧、糖尿病、脳血管障害、脂質異常症……。こうした生活習慣病は、脂肪肝を起点としてドミノ倒しのように引き起こされていくのです。

そして生活習慣病を患うと、最終的には心筋梗塞や脳梗塞といった致命的な病を呼び寄せてしまいます。この悪循環を「メタボリック・ドミノ」と言いますが、スポーツドリンクはそのドミノの最初の引き金になり得るのです。

たかがスポーツドリンクでなんと大袈裟な、と思われる人もいるかもしれません。そんな方には、ぜひ次の事実を知っていただきたいと思います。

500ミリリットルペットボトル1本分のスポーツドリンクの中には、スティックシュガー(1本3グラム)約10本分の砂糖が含まれている。

健康のために良かれと思って体を動かし汗をかいた後に、「スティックシュガー10本分をがぶ飲み」している。本末転倒とはこのことではないでしょうか。

たかが砂糖、されど砂糖。健康を意識するのであれば、私たちはもっと肝臓を大事にし、そしてそれ以前に肝臓について知らなければなりません。にも拘《かかわ》らず、肝臓についてあまりに無知な人が多い気がしてなりません。

果たして肝臓は身体のどこにあるでしょうか——。

この質問に、あなたはパッと答えられますか?

## 人体の化学工場・肝臓の働き

肝臓はどこにあるか――。正解は「腹部右上、肋骨の下」です。心臓や胃の場所は分かっても、肝臓についてはすぐにイメージできない人も多かったのではないでしょうか。肝臓が軽んじられてきた証と言えるでしょう。ところが、その「知名度」とは裏腹に、肝臓が果たしている役割は非常に大きいのです。

もし心臓の機能が低下したとしても人工心臓で代替は可能です。腎臓の機能が損なわれたとしても人工透析があります。では、肝臓が決定的に傷んでしまった場合はどうか。少なくとも臨床の現場で実用化されている「人工肝臓」は存在しません。人工では肩代わりできないほど、肝臓が担っている役割は多岐にわたるからです。肝臓の機能が不可逆的に損なわれてしまったら、もはや肝臓移植する以外に道はありません。

では、肝臓とはどれほど〝肝腎〟な臓器なのでしょうか。

まずはその重さ。１０００～１８００グラムあり、全臓器の中で最重量です。

次に、働き具合。肝臓は一切休むことなく、24時間３６５日働き続けています。肝臓を人間に喩えるならば、誰よりも朝早く出勤し、黙ってオフィスを掃除して、みんなが帰ってからも黙々と残業をこなし、それでいて一切愚痴をこぼさない。実に無口で健気な働き者、それが肝臓です。これだけ働きづめですから、基礎代謝量のうちの27％は肝臓が消費していると言われています。

超働き者の肝臓が担っている機能は500以上とされ、「人体の化学工場」とも言われています。その主な機能だけでも四つ。

まず、食べ物に含まれる栄養素を身体の細胞にとって利用しやすいようにする代謝機能。肝臓が代謝をしてくれないと、いくら食べても、私たちはその栄養素を活かすことができません。

次に解毒の役割です。例えばタンパク質は腸管内でアンモニアへ変化しますが、これは人体にとって有害な物質です。肝臓はそれを尿素に変え、体外へと排出します。

さらに免疫機能。異物を食べて撃退する「マクロファージ」という免疫細胞の80％は肝臓内に存在していると言われています。そのため、肝臓の機能が低下すると感染症に対する防備が脆弱になります。

そして四つ目が胆汁を作る働きです。胆汁が流れる管である胆管が、腫瘍や結石により狭くなったり、詰まったりすると、白い便が出るようになり、白目や皮膚が黄色くなる黄疸《おうだん》と呼ばれる症状があらわれます。胆汁には、脂肪の乳化とタンパク質を分解しやすくする働きがあり、胆汁が出なくなると、脂肪が腸から吸収されなくなってしまうのです。

脂肪が体外に出るのはいいことではないかと思われるかもしれませんが、私たちは、脂肪なしでは生きていくことができません。たとえば、細胞を覆う細胞膜は脂肪で出来ています。人間の身体の中で、すべての脂肪を作り出すことはできませんから、食べて吸収する必要があります。脂肪の吸収には、肝臓から分泌される胆汁が不可欠なのです。

主なものだけでも、肝臓はこのようにとても大事な機能を担っているわけですが、働き者で健気な肝臓は、ギリギリまで悲鳴を上げることがありません。それゆえに、私たちは肝臓を酷使しても気が付かず、結果、肝臓を軽視する事態につながってしまっている。「沈黙の臓器」たる所以です。

### 成人の3分の1が罹患

例えば２０１６年のデータによると、日本人の２２６６万人が、先ほど説明した「ドミノの第一歩」である脂肪肝に罹患し、その数は年々増え続けています。実に日本人成人の３分の１に相当する数です。つまり、「肝臓を患う＝酒飲みのツケ」と思われてき

た傾向がありますが、アルコール好きでなくても肝臓を害している人が非常に多いと言えるわけです。そして、

「脂肪肝→脂肪肝炎→肝硬変や肝がん」

といった具合に、ドミノは一気に倒れていきます。したがって、最初のドミノで何とか踏みとどまることが極めて重要なのです。

では、どうやって脂肪肝の段階で肝臓の健康悪化を食い止めるのか。

脂肪肝は、すなわち「肝臓の肥満化」と言えます。したがって、何をおいても日頃の食生活が大事になります。食事に気を付ければ、脂肪肝は必ず治すことができるのです。

日本肝臓学会は脂肪肝に関する診療ガイドラインを定めていて、体重の7%以上を減量すれば肝細胞から脂肪が減少すること、そして10%以上減量すると、最終的には肝臓を石のように硬くしてしまう肝細胞の線維化も改善することができると記されています。仮に体重80キロの人であれば、5・6キロの減量で脂肪肝が改善し、8キロ減量できれば線維化した細胞も回復するのです。

定期健診などで中性脂肪の値が高いと指摘され、痩せようとする人の多くが、脂っこいものの摂取を止めようとします。しかし実際には、中性脂肪を増やしているのは白米

やパン、飲み物などに含まれている糖質なのです。糖質は、私たちが活動するためのエネルギー源である一方、増えすぎると肝臓が糖質を中性脂肪に変換して溜め込んでしまうのです。

## 「乳酸菌」「野菜」「カロリーゼロ」に騙されるな

とはいえ、それこそ生活習慣化し、身体に沁み込んだ食生活を変えるのはそう簡単なことではありません。そこで、意外と手っ取り早く、効果があるのが飲料の改善です。具体的には「砂糖水」の摂取禁止です。

みなさんが身体に良いと思って飲んでいる乳酸菌飲料や野菜ジュースにも、実は大量の果糖ブドウ糖液糖が含まれています。果糖ブドウ糖は少量ならば、小腸の酵素で90％がブドウ糖に変わりますが、多量に体内に取り込むと、変換が間に合わず、肝臓を傷害し脂肪化してしまうのです。

しかも、飲み物は当然のことながら液体ですから、一気に体内に入っていく。したがって、冒頭で紹介した「運動後のスポーツドリンクがぶ飲み」などは、脂肪肝の人にとって最も害のある「砂糖水一気飲み」とも言えるわけです。

さらに注意しなければならないのは、「カロリーゼロ」を謳った清涼飲料水です。これらの飲料の多くには人工甘味料が使われています。人工甘味料には食欲増進効果があることが分かっています。せっかく痩せようとしているのに、人工甘味料が生み出す甘さによって食欲が刺激されてしまう。これでは、上りのエスカレーターに乗って下ろうとしているようなものです。

脂肪肝の先までドミノを倒さないために、スマート外来にいらっしゃる患者さんには、飲料は水、お茶、ブラックコーヒー、無糖の炭酸水に限定していただくことにしています。

飲み物の次に見直してほしい食生活は、白米の量を半分にし、野菜の量を倍にすることです。飲料ほど厳格でなくても構わないので、継続できる範囲で実践してください。

例えば、美味しいラーメンをすすっていて、半分まで食べたら我慢して箸を置く——ということが簡単にできたら、誰でも苦労せずに痩せられます。でも現実は、そうはいきませんよね。したがってそういう場合は、目の前のラーメンは、もう全部食べちゃっていい。その代わり、次の食事の時に白米の量を半分にして野菜をたっぷり摂る。こうした「帳尻合わせ」がしっかりできれば、最終的に効果は得られます。

## 加工食品やサプリメントにも注意

　こうして糖質を減らしながら、同時に肝臓にダメージを与える食べ物を断っていくことも重要です。特に気を付けたいのはベーコンやハムなどの加工食品です。それらの中には食品添加物が多く含まれているため、摂取すると肝臓はせっせと解毒作業に励まなければならなくなり、休む暇がなくなってしまいます。

　同様の理由から、ポリファーマシー（多剤服用）の人やサプリメントを多く摂っている人も、肝臓を傷めつけてしまっています。スマート外来にいらっしゃった患者さんの中には、1日100錠もの薬を飲んでいる人もいました。とりわけ、非ステロイド系の解熱鎮痛剤などは肝臓に掛かる負担が大きい。漫然と飲み続けている人は、主治医と相談して薬の量を減らす努力を試みる必要があるでしょう。もちろん、どうしても飲まなければならない薬もあります。そういう場合は、まずはサプリメントだけでも止めてみるといった工夫が求められます。

　このように肝臓の肥満化を避け、負担軽減に努めることで脂肪肝は克服可能なわけですが、痩せようとするあまり、脂肪だけでなく筋肉まで落ちてしまったら身体全体が弱ります。筋肉量は維持し、できれば増やしたいところです。そのためには、日々の食卓にタンパク質をプラスすることが有効です。

例えば、普段食べているみそ汁や野菜スープに生卵をひとつ落とす、あるいは豚こま肉を加えたり、豆腐の量を増やすなど、手間の掛からない方法で継続していくことが大事です。

## 「37%の壁」さえ乗り越えれば

そして最後に、こうした痩身努力を継続していく上で大事なモチベーションに関する話を紹介したいと思います。

糖を減らし、薬も適量に抑え、もちろんアルコールも減量に努めている。それでもなかなか「痩せない」と訴える人がいます。正確に言うと、「痩せたように見えない」。努力しているのに外見上は太ったまま。これではモチベーションを保ちづらいに違いありません。「あなた、見た目は何も変わっていないわよ」。そう言われながら、食事制限等の努力を続けられるストイックな人はそういません。そこで知っていただきたいのが「37%の壁」です。

よく知られているように、皮下脂肪より内臓脂肪のほうが先に落ちます。そしてこれはあまり知られていませんが、内臓脂肪よりも肝細胞内の脂肪のほうが先に落ちるのです。つまり、体内で確実に肝細胞内の脂肪や内臓脂肪が減っていたとしても、「しばらく」は皮下脂肪は減らないため、「見た目上痩せた」という実感と成果が得られにくいわけです。

私たちスマート外来でのデータ集積の結果、肝細胞内の脂肪や内臓脂肪が順調に減っていたとしても、体脂肪率37%までは皮下脂肪は変化しにくいことが分かっています。とどのつまり37%を割るまでは、頑張って糖を制限し体重を減らしても、弛んだお腹はそのままで、プルプルした二の腕もほとんど変わらない。見た目上は努力の結果が表れず、自身及び傍目にも「ビフォア・アフター」が分かりにくい。しかし、37%の壁を乗り越えさえすれば、見た目にもあなたの努力の成果が確実に出てくるはずです。

健康長寿を損ねる「万病のもと」とでも言うべき脂肪肝は、美食に明け暮れ、「足るを知る」を忘れてしまったことによる現代病です。そうであればこそ、お酒好きでなければ大丈夫という「イメージ」ではなく、「データとエビデンス」を駆使するという現代的なアプローチで、ぜひ脂肪肝を克服してもらいたいと思います。

# 口腔ケアの盲点「舌そうじ」で誤嚥性肺炎をゼロに

精田紀代美
歯科衛生士事務所代表

せいだ・きよみ
1950年生まれ。歯科衛生士。富山県保健所、同県厚生部健康課勤務を経て、2001年に「歯科衛生士事務所ピュアとやま」を設立。2013年、独自の方法により、10カ所の介護施設で「誤嚥性肺炎入院ゼロ」を達成。2015年には北陸公衆衛生学会で〈結果が出る「富山型誤嚥性肺炎入院0人達成のための3つの口腔ケア技法」〉を発表。全国で口腔ケアについて講演している。

「死に至る病」の代表格と言えば、がん・心疾患・脳血管疾患だが、近年新たに「誤嚥性肺炎」が加わっている。日本人の死因第6位にランクインし、死亡者の97%が70歳以上という誤嚥性肺炎は、いまや高齢者にとって3大疾患にも劣らぬほどの大きな死亡リスクとなっているのだ。

そんな「死の病」に立ち向かい、10カ所の介護施設で「誤嚥性肺炎入院ゼロ」を達成した口腔ケアのプロが予防法を伝授する。

## 「むせるな!」は不可能

唾液と一緒に食べカスが、あるいは口の中の細菌が気管から肺へと流れ込み、それが蓄積し、炎症を起こして肺炎に――。

今や日本人の〝メジャーな死因〟となっている誤嚥性肺炎。近年、とりわけ物を飲み込む嚥下《えんげ》機能が衰えた高齢者にとって、この肺炎は大きな恐怖の対象になっています。

しかし誤嚥と、それに伴う「むせ」は、高齢者に限らず、老若男女誰しもが避けることはできません。「むせるな!」と言ったところで、そんなことは誰にもできないのです。

ならば、誤嚥性肺炎を防ぐにはどうすればいいのか。誤嚥しても肺が菌塗《まみ》れにならないように、口腔環境を清潔に保っておけばいいわけです。いくらむせを招くような誤嚥をしたとしても、肺に流れ込む〝ゴミ〟が少なければ、肺が炎症を起こすまでには至らないからです。

すると皆さん、歯みがきを熱心にすることで口の中をキレイに保とうとしがちです。しかし、この〝常識〟は必ずしも正しいとは言えません。なぜなら、口腔内で細菌が一番繁殖しているのは、歯ではなく舌だからです。つまり、誤嚥性肺炎を予防するために最も有効な口腔ケアは、「歯みがき」ではなく「舌そうじ」なんです。

**「なんだこの臭いは」**

2009年、増加の傾向が見られていた誤嚥性肺炎の死者数を前にして、厚生労働省は重い腰を上げ、正式に誤嚥性肺炎を減らす対策に乗り出しました。その流れのなかで、歯科衛生士事務所の代表を務めていた私のところにも、高齢者施設での口腔ケア指導という仕事が回ってきたんです。

指導を始める前に、まずは施設の実態を知っておこうと見学に行ったところ、すぐにある異変に気が付きました。

「なんだこの臭いは」

施設に足を踏み入れた途端、悪臭が鼻をつき、気分が悪くなって5分と室内にいられないほどでした。

入居者は高齢者ですから、オムツの悪臭かもしれないとも思いましたが、どうも違うような気がする。ひょっとしたら、これは口臭ではないか。そう思って何人かの入居者の口の中を見せてもらったら、歯はそれほど汚くありませんでした。一方で、とにかく舌が汚れていた。

「キレイな舌」というと、ピンク色を想像するかもしれませんが、生まれたばかりの赤ちゃんの舌は肌色をしています。実際、適切な口腔ケアを行い、長生きされた高齢者、例えばあの有名な「きんさん、ぎんさん」の口腔内の写真を見たことがあるのですが、やはりキレイな肌色をしていました。

ところが、見学で訪れた施設の高齢者の舌は「舌苔《ぜったい》」が生えて白くなっていたり、茶色かったり、黒かったりしました。そうした汚い舌を放置しておくと、最終的には舌の奥に黒い毛が生えたような状態になることもあります。

日本人は世界一とも言えるほど清潔好きで、丁寧に歯みがきをしている人は多い。実際、自宅に限らず、職場でも昼食後に歯みがきをしている人を見る機会は少なくないのではないでしょうか。しかし、同じ口の中でも舌をキレイにしている人はそれほど多くありません。口腔ケアの〝盲点〟だと感じました。

## 「歯ブラシでそのまま舌みがき」はＮＧ

そもそも、歯が汚いせいで誤嚥性肺炎になるのであれば、歯が抜けてなくなった人もいる高齢者が誤嚥性肺炎に多く罹ることは説明がつきません。やはり誤嚥性肺炎の予防のポイントは舌にあるのではないか。誤嚥性肺炎の元となる歯周病菌は、歯ではなく舌のほうに溜まっているのではないか——。

そう考え、私が口腔ケア指導を受け持っていた10カ所の介護施設に、舌そうじをしてもらうように指導を開始。１カ月後に訪ねてみると……。あの悪臭が見事に消えていました。そして、舌そうじに徹底して力を入れてもらいつつ、徐々に歯みがきや入れ歯ケアにも注力してもらったところ、半年後に、ある施設から誤嚥性肺炎による入院がゼロになったという報告を受けました。そして続々と、他の施設からも同じ報せが届いたんです。

それではこれから、実際に私が施設でどんな舌そうじを指導してきたのかを説明していきたいと思います。自宅でも無理なく継続できることが大きなポイントです。

まずは道具について。

歯をみがいたついでに舌そうじ。そう考えるとそのまま歯ブラシで舌そうじをしがちですが、これは止めてください。歯ブラシの毛はナイロン製のものがほとんどで、そのナイロンの毛が舌の襞《ひだ》の中に刺さり、襞がめくれ、舌が赤くテカテカになります。舌の表面にあるブツブツ、すなわち味覚を司る器官である味蕾《みらい》（73ページのイラスト参照）の細胞を傷つけてしまっているのです。

一見キレイになったように映りますが、これは明らかにやり過ぎです。味覚障害につながると同時に、舌に傷を負っている状態なので、食べるたびに沁みるという弊害ももたらします。

ゴムや布、さまざまなものでの舌そうじを検証した結果、味蕾を傷つけずにキレイにそうじできるのは、シリコン製、正確にはエラストマー樹脂製のタンクリーナーだという結論に辿り着きました。舌ブラシとも呼ばれるもので、やわらかくて舌を傷つけない上に、ドラッグストアに行けば1本数百円程度で購入できる手軽さに加え、あまり劣化しないので数年間使い続けられるメリットもあります。

## 1日1回、所要時間は30秒

次に舌そうじのやり方について。

エラストマー樹脂製のタンククリーナーを水で濡らし、有郭乳頭《ゆうかくにゅうとう》と呼ばれる舌の奥側（左ページのイラスト参照）に当てます。味蕾細胞は舌全体で約7000個ありますが、有郭乳頭に3000個ほど集まっている。つまり、味蕾細胞の半数近くがここに集中していることになります。加えて、ちょうど鼻腔の真下に位置するため、鼻から吸い込んだ細菌が落ちて溜まる場所でもある。したがって、なによりもここをキレイにする必要があるのです。

有郭乳頭から舌の先端に向かって、味蕾を傷つけないようにタンククリーナーをゆっくり滑らせます。そうやって、まず舌の中央部分をキレイにしたら、水を入れておいたコップでタンククリーナーをすすぎます。すると、水の中に白いネバネバが浮いているのが見えると思います。これは食べカスではなく、口腔内に繁殖したカンジダ菌です。カンジダ菌は歯周病菌のエサとなります。

中央部分をそうじしたら、右側、左側と同じように繰り返す。舌の裏側などはツルツルで、傷つけてしまうだけですからそうじする必要はありません。

ここまでかかる時間はせいぜい30秒程度。しかし、これだけでもコップの水の中に白い濁りがかなり浮いているはずです。つまり、カンジダ菌を充分にそうじできているわけです。この舌そうじを続けていくことで、1回ごとにコップの水の中に浮く白い濁りの量が減っていくことが実感できると思います。

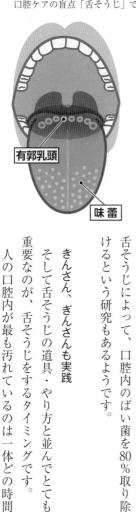

無理のない範囲でということで、施設ではこの舌そうじを週2回から始めてもらいました。実際、これだけでも効果が表れました。とはいえ、これは介護施設の職員さんが要介護状態の入居者の舌そうじをする前提で、持続可能性を考えて職員さんの負担を減らすために提案した回数です。できれば1日1回やってもらえればと思います。適切な舌そうじによって、口腔内のばい菌を80%取り除けるという研究もあるようです。

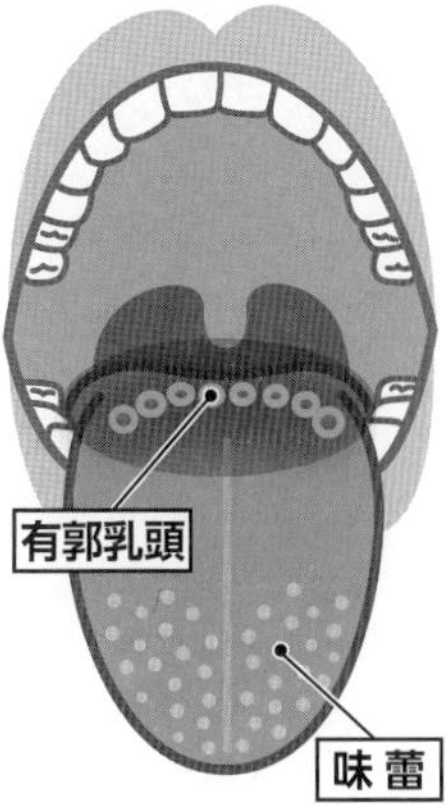


### きんさん、ぎんさんも実践

そして舌そうじの道具・やり方と並んでとても重要なのが、舌そうじをするタイミングです。

人の口腔内が最も汚れているのは一体どの時間

帯か。それは起床後、朝一番のタイミングです。なぜなら、寝ている間に口腔内の細菌が増殖するからです。起床後、口が臭くなっているのはこのせいです。

したがって、朝食後に舌そうじをしても効果はかなり薄れてしまいます。就寝中に口腔内に溢れている病原菌を、舌そうじをする前にすでに朝食と一緒に飲み込んでしまっているからです。つまり、朝食後に歯みがきをしたり舌そうじをすることは、エチケットとしては意味があるでしょうが、とりわけ舌そうじに関しては、健康の面から考えると本末転倒なのです。

明治生まれのきんさん、ぎんさんは、朝起きてから、太い銅線を曲げたものでまず舌そうじをし、そして顔を洗って身を浄《きよ》めてから朝食を用意して、そうして浄めた身体で炊き立てのご飯を仏壇にお供え。その後に朝食をとっていたそうです。

きんさん、ぎんさんに限らず、かつては珍しくない習慣だったそうですが、戦後、GHQによって「朝食後の歯みがき」が根づいたともいいます。いずれにしても、現代の誤嚥性肺炎予防の観点からも理に適っている、「朝食前のお浄め」という先人の知恵には恐れ入るばかりです。

朝食前の舌そうじを終えた後には、さらに30秒ほど使って舌の筋トレをしていただくとなお良いと思います。舌の筋肉が衰え、誤嚥の回数が増えることも、誤嚥性肺炎につながるからです。

若い人など筋肉が衰えていない人は、咀嚼する際に舌の中央部分が凹《へこ》み、「谷」となったその中央部分に食べ物が自然と集まってきます。ところが舌の筋肉が衰えた高齢者は、中央部分が凹まず、逆に盛り上がってしまい「山」となる。すると、咀嚼物が舌の左右にポロポロと転げ落ちてしまい、上手に飲み込むことができず、誤嚥を招いてしまうのです。

具体的な筋トレ法としては、タンクリーナーの裏側の突起部分、あるいはスプーンなどを舌の中央部分にグッと押し当てる。すると、自然と舌が反発して押し戻そうとするので舌の筋肉が鍛えられます。グッと押し付けて離す。これを1回10秒かけて行い、3回繰り返してください。そして舌筋トレ後に舌の表面から出てくる唾液を是非確認してください。臭いのない透明な唾液が出てきます。

## 高齢者は「舌が命」

さて最後に、舌そうじには誤嚥性肺炎の予防以外にも、二次的な健康効果があることを付言しておきたいと思います。

舌をキレイに保つことで、当然、味覚が研ぎ澄まされます。すると、薄い味付けでも美味しく感じられるようになり、塩分の摂り過ぎや糖質過多が防げる。高血圧や糖尿病予防に有効というわけです。

また、味覚が鋭敏になると、ナチュラルな味付けを好むようになることから、〝強引〟な味付けなどに利用される食品添加物を自ずと忌避するようにもなります。食品添加物の中には発がん性が指摘されているものもあるため、そうした面でも健康効果が得られるでしょう。

さらに、施設入居者であれば、舌そうじによって口臭が減ることで介護職員のモチベーション維持にもつながります。介護は持続可能性が重要である上に、人間同士が行うものですから「やる気」も重要です。職員さんが気持ちよく働ける環境作りも、入居者の健康には大きく寄与するはずです。そして誤嚥性肺炎そのものも減るのですから、職員のモチベーションに好循環が生まれていくことでしょう。

これまで口腔ケアというと主に「歯みがき」が重視されてきました。コロナ禍でマスク生活を強いられ、より口腔環境の重要性が注目を集めていますが、口の中には歯以外にも、健康維持に大きく関与している舌が存在します。歯よりも軽視されてきた感がありますが、コロナ禍を機にさらに舌に目を向けてもらえればと思います。とりわけ誤嚥性肺炎のリスクを抱えている高齢者にとっては、「舌が命」なのですから。

太田博明
川崎医科大学産婦人科学特任教授

# 骨粗しょう症予防「骨トレ」で分泌される「万能若返りホルモン」

おおた・ひろあき
慶應義塾大学医学部卒、東京女子医科大学産婦人科・母子総合医療センター主任教授等を経て、2021年より川崎医科大学産婦人科学特任教授。日本骨粗鬆症学会元理事長、日本抗加齢医学会監事。日本骨粗鬆症学会学会賞、日本骨代謝学会学会賞受賞。『抜群の若返り！「骨トレ」100秒』（三笠書房）、『若返りの医学 何歳からでもできる長寿法』（さくら舎）等著書多数。

高齢化の進展でがんより怖い病気になりつつある「骨《こつ》粗鬆症《そしょうしょう》」。特に女性に多いと言われているこの病気、防ぐための決め手は「オステオカルシン」というホルモンにあった。

骨だけでなく、様々な臓器や脳にも効くという「万能若返りホルモン」を分泌させる方法とは。

女性の生涯にわたる予防医学を研究する産婦人科医であり、抗加齢医学も手がける医師が解説する。

## がんより低い生存率

最初にちょっと怖い数字をご紹介しましょう。日本には現在、骨粗鬆症の患者さんが女性で約980万人、男性が約300万人います。この病気は高齢者に多く、進行すると簡単に骨折してしまうのですが、骨を折ってしまった場合、その後はどうなるのでしょうか。

オーストラリアで発表された論文によると、75歳以上で大腿骨を骨折した方の5年生存率は女性が36・3％、男性だとわずか10・2％で、7・5年では生存者0人。生命予後が非常に悪いのです。もともと高齢なので余命が限られているということもありますが、医療の進歩でがん全体の5年生存率が6割を超えるまでに改善していることを考えると、年を取ってからの大腿骨骨折がいかに恐ろしくて、命に関わるのかということが、お分かりでしょう。

日本人の生命寿命は世界でもトップクラスですが、最近注目されているのは、健康でいられる時間、つまり健康寿命です。その健康寿命を失う原因でもっとも多いのは、運動器（骨や筋肉など）の疾患であることが分かっています。

医学の世界では「筋骨連関」と呼びますが、骨と筋肉は密接な関係にあり、骨が健康だと筋肉の量も質（機能）もいい。逆に筋肉がダメージを受けると、骨も衰えてしまう。骨折によって歩けなくなったり、身体を動かすのがおっくうになると、筋肉量もぐんと落ちる。なかには「サルコペニア」といわれる、筋肉が減少し筋力もしくは歩行速度の低下した状態になる人もいます。すると、いろんな病気を引き寄せてしまうのです。また、体を動かせなくなった結果、肥満が進んで糖尿病になるケースもある。骨粗鬆症による骨折は生活の質を著しく落としてしまうのです。

## 患者の8割が女性

実を言うと、私が産婦人科医として、骨の健康を研究している理由はここにあります。もともと産婦人科における私の専門は、女性の生涯にわたる予防医学です。閉経が近づいた女性は様々な不調や病気を患います。更年期障害もその一つです。研究しているうち、対象が高齢者全体に広がり、いつの間にか抗加齢医学を手掛けるようになりました。

あまり知られていませんが、実は高齢者の病気で一番多いのが骨粗鬆症です。読んで字のとおり、骨の中がスカスカになってしまう病気で、自分でも気がつかないうちに進行し、何かの拍子で骨折してしまう。しかも、一度ではなく何度も折ってしまう。なぜ、骨がスカスカになってしまうのでしょうか。

骨の中には、司令塔役の「骨細胞」、そして骨細胞から指示を受けて骨を壊す「破骨細胞」、逆に骨細胞の命令で骨を作る「骨芽細胞」の三つがあります。その量は骨細胞が90％、破骨細胞が9％、そして骨芽細胞が1％の割合です。骨芽細胞は破骨細胞の9分の1しかなく、いうなれば、骨の中は〝解体屋〟のほうが圧倒的に多い。若い時は骨芽細胞が頑張って骨を作ってくれるのでバランスが取れているのですが、もともと破骨細胞のほうが多いものだから、加齢とともに骨を壊す力が強くなってしまうのです。

特に女性の場合は更年期に入ると、ホルモンが減り、それまで働きを抑えていた破骨細胞を止められなくなり、骨芽細胞を刺激できなくなる。冒頭でも紹介しましたが、骨粗鬆症患者の8割は女性です。これを治したいというのが、私の出発点でもあったわけです。

## 若返り万能ホルモン「オステオカルシン」

骨粗鬆症は海外でも予防や治療法について昔から研究されてきましたが、2007年に米コロンビア大学のジェラール・カーセンティー教授が、ある物質に関する研究を発表しました。それが、「オステオカルシン」です。

オステオカルシンは骨芽細胞から分泌されるホルモンで、その存在は以前から知られてはいました。しかしどんな働きをするのかよく分かっていなかった。ところが、カーセンティー教授はオステオカルシンに骨芽細胞を活発化させ、破骨細胞の働きを抑える機能があることを発見します。つまり、骨を増やす働きをすることを突き止めたのです。しかも、それどころではありません。驚いたことに、他にも重要な役目を持っていることが分かった。それが「若返り機能」です。

例えばオステオカルシンが骨芽細胞から分泌されると骨から出て、血管に達する。そこで血管を弛緩させて動脈硬化を防いでくれるのです。また、この物質は脳の内部にも届けられます。海馬という部分をご存じでしょうか。主に記憶をつかさどる場所で、年を取るとここが衰えて、物覚えが悪くなります。オステオカルシンは海馬に働きかけて脳神経を刺激する作用があり、記憶機能が回復するのです。

また、すい臓にも働き、インスリンの分泌を促す。糖尿病を防いでくれるわけです。さらに肝臓に対しては、肝細胞が活発に動くように働きかける。加えて、男性では精巣にも作用し、男性ホルモンの分泌を促す。精力増強効果があるのです。

これらはオステオカルシンの効能の一部ですが、「若返り」というからには、高齢者も分泌できなくてはなりません。詳しくは後述しますが、嬉しいことに年を取っていてもオステオカルシンの分泌を促す方法があるのです。

### オオカミから逃げるため?

ここで、少し専門的な話をすると、オステオカルシンが多数の臓器に作用するのは、ホルモンの一種だからです。たとえば、ご存じのように女性ホルモンは胸を大きくしたり、肌つやを滑らかにするなど、身体のいろいろな場所に働きかけます。それは体のあちこちに女性ホルモンの作用を感知する「受容体」があるからです。

これと同じで、脳やすい臓・肝臓などにはオステオカルシンの受容体があり、分泌されたホルモンをキャッチすると、それぞれの場所で若返り機能が発動する。ホルモンには沢山の種類があり様々な研究が行われてきましたが、オステオカルシンの働きが分かってきたのは最近のことなのです。

それにしても、なぜ、このようなホルモンが、しかも骨から分泌されるのでしょうか。現在のところ詳しくは分かっていませんが、おそらく、太古の昔から人類がオオカミなど天敵から走って逃げようとする際、もっとも負担がかかっていたのが骨であることと関係しています。

全力で走ったり跳ねたりするには、強靭な骨が必要です。内臓の機能も丈夫でなくてはならず、天敵から逃げるための知恵も必要です。そこで骨細胞にかかる衝撃を起点に、骨自身や他の臓器を活性化させるためのホルモンを出すようになった。それがオステオカルシンなのかも知れません。実際に加速度センサーで測ってみると、足のかかとに垂直荷重方向の衝撃を与えた際、そのまま頭蓋骨に80％近くが伝わることが分かっています。全身の骨組織にホルモンを分泌するよう骨が伝達役を担っていると考えられます。

## 高齢者でも効果あり

この本を読んでいる方の中には「そんな若返りできるホルモンなら、薬にして毎日飲めばいいのではないか」と思う人もいるでしょう。しかし、残念ながらオステオカルシンは現在のところ、どの製薬会社も薬にできていないのです。オステオカルシン配合をうたったサプリなどが売られていたとしても、中身が本物かどうか分かりません。ただし、骨粗鬆症自体を治療したいのなら、最近では良い薬が出ています。

米アムジェンが開発したロモソズマブ（商品名イベニティ）やデノスマブ（商品名プラリア）といった分子標的薬ですが、ロモソズマブは大腿骨の骨密度を年率で6％と驚異的に増やす効果があります。治療する医師としては、新薬の登場は非常にありがたいことです。

しかし、もし薬に頼らずオステオカルシンを自分で分泌できるのなら、それに越したことはありません。骨を丈夫にするだけでなく、腎臓や肝臓、すい臓、それに脳まで若返らせるのですから。

実はオステオカルシンを分泌させるトレーニング法を編み出した研究施設があります。この研究を行ったのはイギリスのクイーンズ・メディカルセンターで、閉経から平均7年を経過した女性に対し、かかとに衝撃を与えるトレーニング「Heel Drop」（1日50回を週1度、1年間継続）を行ってもらったところ、大腿骨転子部（足の付け根）の骨密度が減っていないことが分かったのです。閉経から平均7年ですと、この部位は普通、年齢とともに骨密度が低下するのですが、それが防止できたのです。

これを日本に紹介したのが、東京都健康長寿医療センターの理学療法士・大渕修一先生（現在、同センター研究部長）ですが、その後私がテレビなどで取り上げたところ大きな反響があった。そこで改めて皆さんが取り組みやすいように「骨トレ（かかと落とし）」として、ことあるごとに紹介するようになったというわけです。特筆すべきは、高齢者であっても正しいトレーニングをすればオステオカルシンが分泌されるということ。まさに若返りを促す運動なのです。では、いよいよ実践編です。

### ジェットコースター並みのG

まず、骨トレの入門編として「かかと落とし」を行います。難しいことはありません。つま先立ちで両足のかかとを上げてから真下に落とす。これを1日30～50回行うだけで良いのです。骨の細胞は日々入れ替わっていますから、出来るなら毎日行いましょう。時間にして合計1分から1分半ぐらい。負担に感じなければ一度に行って構いません。あまりに簡単すぎて、本当に効くの？　と疑われるかも知れませんが、実はこれだけで

3Gの重力（体重の3倍）が身体にかかっています。

大事なことは足裏（かかと）を上げたら、ストン！　と真下に下ろすことです。衝撃が骨細胞に伝わることで骨が壊されるリスクを察知し、骨細胞にオステオカルシンが必要であることが伝えられるのです。骨細胞には小さな突起があり、衝撃はそれを介して全身の骨細胞に伝えられる。つまり、他の内臓や、脳を守る骨の骨細胞に指令が飛ぶわ

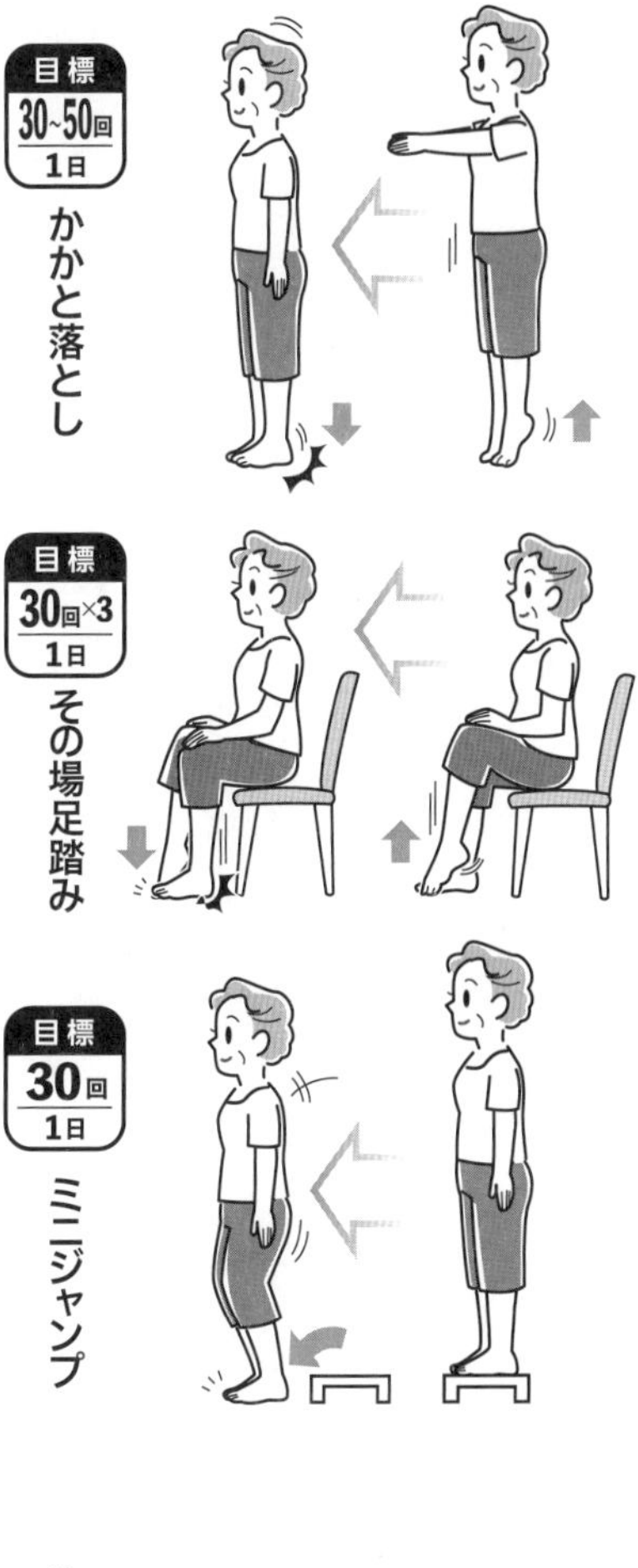

けです。

立って行うのが面倒だったら「その場足踏み」も良いでしょう。これは椅子に座り、つま先立ちになってかかとから下ろす。もちろん、ストン！　が大事です。これを左右交互に30回ずつ、1日3セット行います。椅子に座ることが多い方は、「その場足踏み」のほうが「かかと落とし」より効果は少ないけれどやりやすいと思います。

さらに私が勧めるのは「ミニジャンプ」です。ミニジャンプは、10センチほどの高さの台に立ち、下に跳んで足裏全体で着地、これを1日30回行います。10センチほどの高さからジャンプするとき、できれば反動をつけるのがいい。これは4Gの重力がかかることになり、ジェットコースターに乗っているのとそれほど変わりません。体重60キロの人なら240キロの重力が加わっていることになります。

## 2週間で5％増量

私が協力して行った「骨トレ」の実験では2週間で4〜5％のオステオカルシン増量が認められました。これは医学的にも顕著なデータと言えます。

ただし、骨粗鬆症の方が骨トレをやり過ぎると、骨折してしまったり関節を痛めたりすることがあるので、注意が必要です。トレーニングの前に主治医の先生とよく相談してください。

最後に食事のことにも触れておきましょう。せっかくトレーニングによってオステオカルシンを分泌しても、骨を作る材料が身体の中にないのでは、骨粗鬆症は防げません。骨を作る栄養素といえば、まずカルシウムが浮びます。それはその通りなのですが、骨を作るのに必要な素材はそれだけではありません。

・カルシウム
・タンパク質
・ビタミンD

これが骨のための三大栄養素です。カルシウム（牛乳やチーズ、ヨーグルト）とタンパク質（肉や魚など）はよく知られていますが、ビタミンDはあまり意識されていません。カルシウムの吸収のためにはビタミンDが必須なのです。しかし、平均的な女性の場合、1日に必要な量（8・5マイクログラム）の80％しか摂取できていません。

ビタミンDはシイタケやキクラゲにも含まれていますが、私が一番効率が良いと考えているのはシャケの切り身。一切れ（約80グラム）で25・6マイクログラムが摂取できる。ビタミンDを摂るためには最強の食材です。シャケがなければサンマやイワシの丸干しでも代用できる。

さらに知っておいてもらいたいのは、骨を作る「材料」を補強する物質も必要であるということ。いうなれば、コンクリートの強化剤です。具体的には亜鉛、マグネシウム、ビタミンKです。このあたりになると、面倒になる人もいるかも知れませんが、まず、亜鉛は牡蠣やホタテなどの貝類、マグネシウムはアーモンドなどのナッツやヒジキなど海藻類。ビタミンKで一番身近なのはひきわり納豆です。海苔や小松菜にも含まれている。どれも身近な食材です。

**要介護回避のカギは「骨密度測定」**

前述の通り、骨粗鬆症は患者の8割が女性で、自治体による骨密度検診の対象が女性に限られているというほど、性差のある疾患です。

2024年度から12年計画で行われるわが国の国家的施策「健康日本21（第三次）」

を推進するための基本方針が2023年5月、公表されました。そこには「新たな視点」として「女性の健康」が取り上げられ、具体的な取り組みとして、2036年までに骨粗鬆症の検診受診率を15％とすることが目標に設定されました。

実は今から15年前、検診受診率が5％前後と低迷していることから、「国家的な施策として検診率の向上に注力して欲しい」と厚生労働省老健局に何度か足を運びましたが、なかなか受け入れられませんでした。そこで、検診率向上による効果を証明するため、骨粗鬆症の検診率の高い自治体は要介護率や大腿骨骨折の治療率が低く、反対に検診率が低い自治体では高くなるという集計を骨粗鬆症財団で行い、2018年に論文化しました。この論文がどのくらい寄与したかわかりませんが、やっとこの度、15年越しの願いが叶いました。

骨粗鬆症は小柄で痩せ傾向かつ生命長寿な日本人をはじめとしたアジア系の女性に多い疾患です。実際、わが国では50代後半の女性の20％、70代後半の女性の50％は骨粗鬆症といわれています。しかも長命ですからその状態が90代まで終生続くわけです。

骨粗鬆症は予備群まで含めると2000万人もいると推計されています。骨検診を受け、骨の老化の兆しである骨量低下を見逃さないことが骨粗鬆症はもとよりサルコペニア・フレイルを予防し、要支援・要介護を回避する決め手になります。人生晩年の女性の健康格差は骨粗鬆症を契機とすると言っても過言ではありません。今回の国家的施策によって骨密度検診受診率が向上し、現行の5％前後から目標値の15％に達することを期待します。

前述のとおり、骨粗鬆症は薬による治療を行うことで骨折を50％以上、最近では70％以上も低減することが可能となり、しかも早期介入効果も認められています。

検診を受けたうえで、先ほど紹介した「骨トレ」を実践していただきつつ、必要に応じて薬での治療を検討することが重要です。

「がんより低い生存率」と言われた骨粗鬆症は、もはや不治の病ではなく、治る時代が到来しているのです。健康寿命を少しでも長くするために、骨密度が急激に下がる55歳前後の女性は、一度骨粗鬆症の検査を受けてみることをおすすめします。

# 老化加速物質「リン」から腎臓を守って寿命を延ばす

黒尾誠
自治医科大学教授

くろお・まこと
1985年、東京大学医学部医学科卒業。1998年に米テキサス大学サウスウェスタンメディカルセンターの助教授、2012年には教授に就任。帰国後、自治医科大学分子病態治療研究センター抗加齢医学研究部教授となる。著書に『腎臓が寿命を決める　老化加速物質リンを最速で排出する』（幻冬舎新書）。

人はなぜ老化するのか、そして、寿命はどのようにして決まるのか――。

この大いなる謎に、新たな角度から光を当てた研究が注目を集めている。カギを握るのは、沈黙の臓器「腎臓」と老化加速物質「リン」。

『腎臓が寿命を決める 老化加速物質リンを最速で排出する』（幻冬舎新書）等の著書で腎臓とリンの老化への影響を論じてきた不老医学の第一人者・黒尾誠教授が明かす長寿の秘訣とは。

## 気づかずに大量摂取

私は、人間が健康に生きるために大切なのは、「体内の環境を常に一定に保つ力」だと考えています。体内には、日々さまざまな栄養素や水分が入ってきますが、摂り入れるべきものは摂り入れ、出すべきものは出して、生命活動のために最適な状態を保っています。

その出し入れが滞って、不要なものが体内に多く溜まり始めると、臓器の機能が落ちたり、代謝がうまくいかなくなって、体の不調や老化現象が現れてきます。その出し入れを、精密にコントロールしている臓器が「腎臓」です。つまり、不要なものを排泄する腎臓の力が衰えてしまうと、健康が損なわれ、老化が加速していくのです。

では体にとって、過剰に摂るとよくないものとは何でしょうか。一般的には、塩分や糖分、脂肪分などがあげられますが、もうひとつ重要なものがあります。それは「リン」です。あまり知られていませんが、リンの摂り過ぎは、とてもやっかいな事態を引き起こします。

リンは生命に必要な6大元素（酸素、窒素、炭素、水素、硫黄、リン）のひとつで、カルシウムとともに骨を構成している成分です。また、DNAや細胞膜の主成分でもあり、人間が体を維持していくうえで絶対に欠かせない重要な物質と言えます。肉や魚、乳製品など、さまざまな食品に含まれていて、普通に食事をしている限り、まず不足することはありません。そして、食品のなかでもとりわけ多くリンを含んでいるのは〝食品添加物〟です。

リンは塩分や糖分と違って無味無臭のため、加工食品やファストフード、スナック菓子などを多く食べていると、気づかずに大量に摂取してしまいがちなのです。

日々、リンを摂り過ぎると、次第に腎臓の機能が低下して、血管や細胞がダメージを受けるようになります。その結果、やがて慢性腎臓病や動脈硬化、心臓病や脳血管障害などの疾患を引き起こし、老化を加速させ、ひいては寿命を短くしてしまうのです。

## リン濃度の順で長生き

こうした腎臓とリンに関する研究をまとめたのが、私の著作『腎臓が寿命を決める』

（幻冬舎新書）です。

これまで、寿命については「体の小さな動物の寿命は短く、体の大きな動物の寿命は長い」という説がよく取り上げられてきました。しかし、この説に当てはまらない動物も存在します。たとえば人間の平均寿命は、ゾウの寿命の70年を軽々と超えている。一方、「血中のリン濃度の順」で並べ替えると、寿命の順番通りに並び、きれいな相関関係ができるわけです。

なぜリンの摂り過ぎは体に害を及ぼすのか――。

そのメカニズムを説明するためにも、私が腎臓とリン、老化の関係に注目するようになった経緯からお話ししたいと思います。

きっかけは約30年前に遡ります。私が国立精神・神経センター（現在の「国立精神・神経医療研究センター」）で研究員をしていたとき、トランスジェニックマウスをつくる研究作業中に、奇妙なマウスを発見したことでした。そのマウスたちは毛並みが悪く、体が小さく、背骨が曲がり、さらに〝老化〟に似た症状を次々と発症して、正常なマウスに比べて早死にしてしまう。詳しく調べたところ、ある遺伝子が欠損していることが分かったのです。私はそれを「クロトー遺伝子」と名付けました。

さらに研究を続けていくなかで、〝老化加速マウス〟は体内にリンを溜め込んでいることがわかりました。

実は、クロトー遺伝子は、体内の余分なリンを腎臓から尿中に排泄するのに必要な遺伝子だったのです。老化の加速は、体外にリンを排泄できなかったせいで起こっていた。その証拠に、リンの少ない餌で飼育したところ一連の老化症状はピタリと治まりました。

この研究結果から、私は「リンこそが、老化を加速させる物質なのではないか？」と考えるようになります。そこで、腎臓とリンの関係から、老化のしくみを解明する研究をスタートさせたのです。

先に述べたように、腎臓は尿を作るだけの臓器ではありません。腎臓は体中から集まる血液を濾過しながら、「必要なもの」を再吸収し、「不要なもの」は尿中に排出して、体内環境を一定に保ってくれる大切な働きをしています。ひと言でいえば、腎臓は血液をきれいにする〝濾過装置〟に他なりません。

## 再生不可能組織「ネフロン」

その濾過機能の中心になっているのが、「ネフロン」と呼ばれる組織です。１本のネフロンは、血液を濾過して原尿（尿の元）を作る「糸球体」と、原尿から有用成分を再吸収する「尿細管」で構成されていて、ひとつの腎臓に約100万個のネフロンがあります。ただし、ネフロンの数にはかなりの個人差があり、出生時の体重が関係するとも言われています。

ネフロンは〝消耗品〟で、加齢とともに減少し、60～70代になると、20代の半分程度にまで落ち込んでしまう。しかも、失われたネフロンは再生したり、新たに作られることはありません。つまり、加齢にともなって濾過するキャパシティは必然的に縮小するのです。

重要なポイントは、ネフロンの減少に、〝リンの摂り過ぎ〟が大きく関わっていることにあります。

皆さんは〝老化加速マウス〟と同じように、人間にも体にリンが溜まってしまう病気があることをご存知でしょうか。

それが「慢性腎臓病（ＣＫＤ）」です。慢性腎臓病は、日本では成人の8人に1人が患う国民病で、悪化するまで自覚症状がないため、初期の発見が難しいという特徴があります。

糖尿病や高血圧の合併症として起こる場合が多く、原因は様々なのですが、私はネフロン数の減少による〝腎臓の老化〟が、慢性腎臓病の素地になっていると考えています。慢性腎臓病が進行してネフロンの数が減り続けると、最終的に血液濾過ができなくなって尿毒症を起こしてしまい、患者が生きていくためには人工透析か腎移植が必要となります。いま日本の人工透析患者は30万人を超えており、毎年1万人のペースで増え続けている状況です。

私は、尿毒症を「リンによって起こる早老症」と捉えています。ネフロンの数が減ってしまうと、リンを体外に排泄する能力が衰え、〝老化加速マウス〟のように体の中にリンが溜まって様々な疾患が起こり、老化が加速するからです。

では、リンはどのようなメカニズムで疾病を引き起こすのでしょうか。

## 死の病や老化現象を引き起こす

前述したように、リンはカルシウムとともに骨を構成する成分です。体内のリンの80%はカルシウムと結合して「リン酸カルシウム」をつくり、それが骨の主成分となっています。

私たちがこの地上で重力に負けずに活動できるのは、リンとカルシウムから作られた硬くて丈夫な骨が体を支えてくれるからです。

さて、そのリン酸カルシウムが骨という〝貯蔵庫〟に入っているうちは何の問題もないのですが、骨以外のところで析出（結晶化）すると、かなり厄介なことになります。たとえば慢性腎臓病で血中のリン濃度が高い場合、リン酸カルシウムは、タンパク質と結合したコロイド粒子のかたち（ＣＰＰ）となって、血中を移動するようになる。このＣＰＰが私たちの体に数々の健康被害をもたらすのです。

代表例は動脈硬化。動脈硬化の原因には、コレステロールや中性脂肪などの脂質が血液の通り道を狭めるものと、ＣＰＰが血管壁に沈着して石灰化するものがあります。石灰化した血管はガチガチに硬くなり、脳卒中や狭心症、心筋梗塞の原因にもなってしまうのです。

もうひとつは、ＣＰＰが細胞に「毒」として作用するケースです。ＣＰＰは細胞にとって異物であり、その異物を排除しようと免疫システムが作動し、炎症反応が起こります。いま臨床の現場では、明らかにウイルスなどの感染がないのに、低レベルの炎症反応が継続的に現れる「非感染性慢性炎症」が問題になっており、ＣＰＰはその病原体のひとつにも挙げられます。

日々なんとなく感じる不調や、加齢とともに起きるようになった老化現象は、CPPによる慢性炎症が関係している可能性があります。非感染性慢性炎症は、ありとあらゆる病気を生み出す温床になっており、それを防ぐには、血中のCPPを増やさないことが何より大事。リンの摂取量に注意を払い、血中のリン濃度を上げないようにすることが不可欠です。

さらに、CPPは、もうひとつ重大な健康被害を引き起こします。それは腎臓の重要な組織であるネフロンの破壊です。リンの摂取量が多くなると、原尿中のリン濃度が高くなり、CPPが発生して、尿細管自体を蝕《むしば》むようになります。ネフロンは余分なリンを体外へ排泄するために一生懸命働くのですが、作業負担が大きくなって障害を起こして死んでしまう。

高齢者の場合、ただでさえネフロンが減少しています。もし若い時と同じようにリンを摂取し続けると、ネフロン1本あたりにかかるリンの排泄負担が増え、CPPが発生。もともと少なかったネフロンがさらに減少し、原尿中のリン濃度が上昇して、さらにCPPが発生するという悪循環に陥ってしまいます。

そうした状況を避けるためにも、事前に対策を講じておく必要があります。

## 4人に1人が「黄信号」

そこで注目されているのが、リンの摂り過ぎを教えてくれる物質です。これは「FGF23」と呼ばれるホルモンで、体内に入ってくるリンの量が必要以上になると、「リンを排泄せよ」という指令を腎臓に送ってくれます。その指令を受け取る受容体が、前述したクロトー遺伝子というわけです。

FGF23が多く分泌されるということは、リンをたくさん摂取していることに等しい。つまり、FGF23の分泌量を測定すれば、リンを摂り過ぎているかどうかがわかるのです。

これまでの研究から、FGF23の数値が「53pg/ml（ピコグラム・パー・ミリリットル）」を超えると、5年後に慢性腎臓病が進行したり、人工透析になる確率が高くなることが判明しています。腎臓機能がこれから悪化していくことを警告する「黄信号」のようなものです。

実は、「53pg/ml」という値を超えている人は思いのほか多く、慢性腎臓病ではない一般の人を対象にした調査でも、〝45歳以上の4分の1〟が該当したという結果が出ています。

たとえば、年に一度の健康診断で、ＦＧＦ23を測定し、黄信号と判明した時点でリン制限などの対処をすれば、ネフロンが減少する悪循環を未然に防ぐことができるはずです。

しかし、残念なことに、現状ではＦＧＦ23の測定は保険がききません。実際の医療現場ではまだ、「ＦＧＦ23の値が上がってきたらリン制限をしたほうがいい」という考え方が浸透していないのです。

さらに、病状悪化を防ぐ「リン吸着薬」も、使用できるのは慢性腎臓病末期に「高リン血症」を起こしたときだけで、ＦＧＦ23の値が高いだけでは保険適用外になってしまいます。

### 食品表示ラベルに注意

では、ネフロンの減少をスローダウンさせ、慢性腎臓病になるのを防ぐにはどうすればいいのでしょうか。私たちにできる唯一の方法は、日々の食事でリンの量を減らすことです。

現代の私たちの食生活は、明らかにリンの摂り過ぎです。リンは、肉や魚介類、穀物、野菜、乳製品など、毎日のように食べているたいていの食品に含まれています。食品添加物に入っているリンを加えると、少なくとも「必要量の約3倍」を摂取していると考えてください。ただ、制限しようと思っても、既に述べた通りリン自体には味がなく、匂いもしないために、塩分や糖分のように意識して控えられないのが難点です。

リンには「有機リン」と「無機リン」の2種類があり、前者は肉類、魚介類、卵、乳製品、野菜、穀物などに含まれ、その量はタンパク質含有量に比例することが多いです。後者は、食品添加物として使用されているリンで、ソーセージやハム、ベーコンなどの加工肉、干物や練り物、スナック菓子、インスタント麵、ファストフードなど、ほとんどの加工食品に含まれています。

スーパーやコンビニで売られている惣菜や弁当にも、腐るのを遅らせるために無機リンを含んだ添加物が多く使われています。無機は有機よりも体内への吸収率が高いのが特徴です。

有機リンの場合は、制限すると栄養状態が悪くなってしまうこともあり、あまり気にする必要はありません。とはいえ、赤身の肉や牛乳、プロセスチーズなどには多く含まれているので、それらは多少控えめにした方がいいと思います。たんぱく源のなかでは、大豆に含まれるリンは吸収されにくいので、大豆ミートなどはおすすめです。

一方、食品添加物に入っている無機リンは、意識して減らすことができます。

食品表示ラベルに「リン酸塩」という記載があれば、リンが入っていることがわかります。ただし、何種類もの添加物を一括名で表示することも許されているため、リンという言葉が記載されていないことも多いので注意が必要。リンが使用されている可能性が高い添加物の例としては、「かんすい」「酸味料」「香料」「乳化剤」「pH調整剤」「強化剤」「結着剤」などがあります。

このように〝見えにくい物質〟だけに、厳密に選別するのは至難の業です。最善の方法は、とにかく〝食品添加物が多そうなものを減らしていく〟ことです。

具体的には前述した加工肉や、魚肉ソーセージ、かまぼこ、ちくわなどの水産加工食品を減らす。元の素材がわかる食品を買い、とんでもなく日持ちがするもの、いかにも着色料を使っていそうなものは避ける。添加物が多いカップラーメンやファストフード、スーパーやコンビニの惣菜や弁当を食べる機会を減らし、なるべく手作りのものを食べる、ということです。

安易に添加物に頼っていそうな、値段の安すぎる食材には注意し、食品表示ラベルを見て「○○料」「○○剤」という表記の多いものは買わない、という方法も効果的でしょう。

重要なのは、リンの摂り過ぎを警戒する〝意識〟を持つこと。慢性腎臓病の患者さんに食品表示ラベルの読み方を教えただけで、リンの摂取量が減ったこともありました。

## リンを骨に封じ込める

こうした食事療法のほかに、体を動かすことも大きな効果があります。

もともと私たちの骨は、負荷がかかることで骨量が維持されています。たとえば宇宙の無重力環境にいると、体を支える必要がなくなるため、骨量が地上の約10倍ものスピードで減ってしまいます。

骨量が低下するということは、骨という〝貯蔵庫〟からリンやカルシウムが溶け出して、血中に入ることを意味します。つまりリンを多量に摂取したのと同じ状態になるのです。

それを防ぐためには運動をしなければなりません。日々しっかり運動をして、骨に刺激を与え、プレッシャーをかけ続けること。特に、骨に対する刺激が少ない座位行動時間が長い人は注意する必要があります。

座りっぱなしを意識して避け、1時間に5分程度は立ち上がって歩くようにする。余裕があればウォーキングなどの運動もいいでしょう。動くことを通じて〝老化加速物質〟であるリンを骨に封じ込めておくことが大切なのです。

理想的な対策は、FGF23の数値が上がってくる45～50歳あたりで、食事内容や運動を意識し始め、ネフロンの減少をスローダウンさせ、慢性腎臓病を防ぐことです。早めにリンをコントロールしていけば、腎臓を健全に保ちつつ、病気や老化のリスクを抑えていくことが可能になります。

もちろん、ネフロンが減少する60代、70代になっても、あるいは慢性腎臓病と診断されてからでも、対策を始めるのに遅すぎるということはありません。

リン制限で症状が改善した〝老化加速マウス〟のように、リンをコントロールし、腎機能を長持ちさせられれば、私たちは健康寿命を延ばしていくことができるのです。

梶本修身
東京疲労・睡眠クリニック院長

かじもと・おさみ
1962年生まれ。大阪大学大学院医学研究科修了。2003年より産学官連携「疲労定量化および抗疲労食薬開発プロジェクト」統括責任者。ニンテンドーDS『アタマスキャン』をプログラムして「脳年齢」ブームを起こす。大阪市立大学大学院疲労医学講座特任教授等を歴任し、現在は東京疲労・睡眠クリニック院長。著書に『すべての疲労は脳が原因』シリーズ（集英社新書）等。

# 「エアコンつけっぱなし」「鶏むね肉」で「疲労」を除去

たとえば暑い季節、「土用の丑《うし》の日」に鰻を食べて精をつける。そんな風習が今の世にまで続いているように、スタミナのつく食べ物をとれば元気になる。そう信じる人は多いが、人の体はエネルギーを補充すれば回復するほど単純なものではないという。

どうすれば日々の疲れから解放されるのか。そもそも「疲労」とはいったい何なのか――。長年「疲労科学」を研究してきた医学博士が詳しく解説する。

## 疲労の蓄積が「老化」を招く

まだ日本が貧しかった時代をご記憶の方は、疲労は摂取カロリーの欠乏によるエネルギー不足が原因で引き起こされる、というイメージをもたれているかもしれません。けれど、栄養不足だった戦中や終戦直後ならいざ知らず、今の時代にエネルギーが不足して疲れが生じることは稀です。また一時期、医学界でも筋肉などにたまった「乳酸」が疲労の原因物質であると信じられていたこともありました。

ところが、近年の研究において疲労の原因は、体内で生じる活性酸素が大きくかかわっていることが分かってきました。

骨格筋や脳など、我々の身体は細胞で構成されています。その細胞が活発に動いて酸素を消費した時、発生するのが活性酸素です。

人が運動や重労働を行えば、特定の筋細胞や神経細胞に負荷がかかり、過活動の状態になって活性酸素が大量に生じます。その活性酸素によって体内の細胞が酸化ストレスの状態にさらされ、細胞自体が錆びると本来の機能が低下してしまうというのが、疲労のメカニズムなのです。

そして、この状態を放置し続けると、不可逆的な変化となって老化を招くことになります。つまりはアンチエイジングの観点からも、日常の疲労を抑えるのは非常に意味があることなのです。毎日の疲労を抑え、その日のうちに回復を図れば、老化も防げるということになります。

## 自律神経機能は60代で4分の1に

そのためには一体どうしたらいいのかという処方箋をお知らせする前に、もう少しだけ「疲労の正体」について説明させてください。

先ほど述べた疲労のメカニズムにおいて、活性酸素によって最も錆びやすいのはどこかと調べていくと、脳の中の自律神経だということが分かってきました。

自律神経は脳の真ん中にある視床下部がその中枢にあたり、心拍、血圧、体温、睡眠、消化管活動や呼吸などを調整しています。ですから、自律神経の機能が低下すれば疲労がたまりやすくなるばかりか、心拍や血圧の調整がきちんとできず夏バテになったり、

**自律神経機能 トータルパワーの加齢推移**

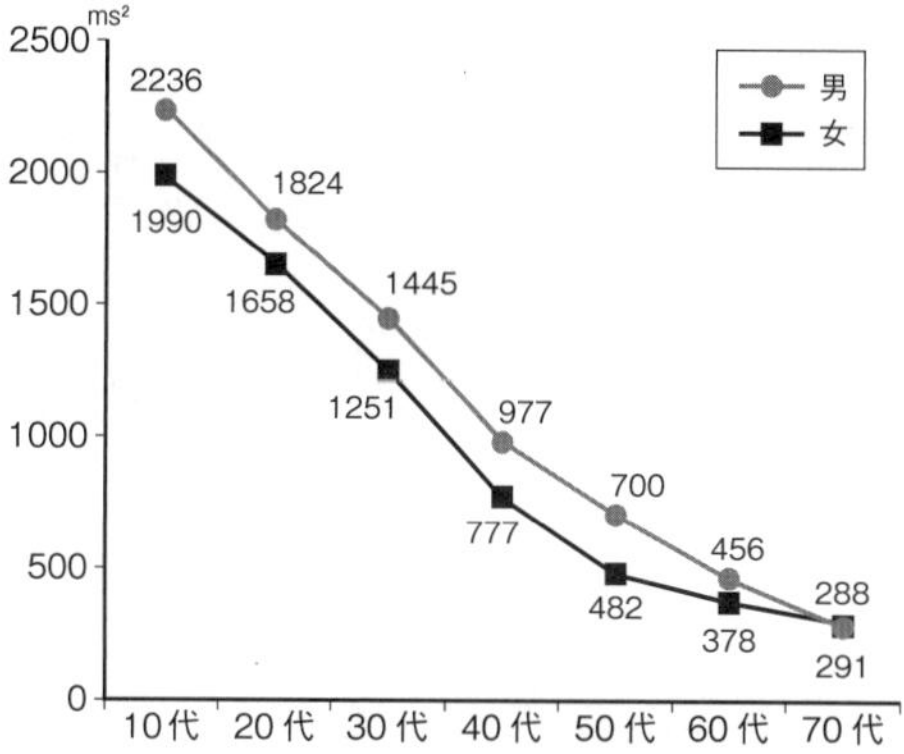


出典：東京疲労・睡眠クリニック

体温調整がままならず熱中症になってしまう。消化管機能もつかさどっていますから、胃もたれや食欲の低下も引き起こします。

しかも、この自律神経の機能は、齢を重ねるにつれ低下していく傾向にあります。自律神経の細胞が、どれだけ機能を果たせるかを年代別に示した上記のグラフを見ていただければ一目瞭然でしょう。20代男性が約２０００という数値だとすると、40代の男性は１０００を切るぐらいに半減。さらに50代なら３分の１、60代なら４分の１にまで低下していきます。

そして残念なことに、40代でも筋トレをすれば20代の頃と同じ筋肉を維持することはできますが、自律神経の機能低下は、何をしようが防ぐことはできません。加齢と共に落ちていく自律神経の機能を回復させるのは困難なのです。

実際、大半のスポーツ選手は40代を境に引退しています。どれだけ筋肉を鍛えても、呼吸や心拍の調整機能が年齢と共に低下していくのは避けられず、若い選手にはかなわない。プロサッカーでも、フォワードやゴールキーパーのポジションでの特例を除けば、40代を越えて現役を続けるのは至難の業。運動による疲労は、筋肉よりむしろ、呼吸・心拍・体温をコントロールする自律神経中枢を最も消耗させるからです。

我々が2キロの距離をウォーキングした場合、真夏日と過ごしやすい春先とでは、前者の方が圧倒的に疲れますよね。実際の運動量は同じでも、夏の方がたくさん汗をかき、熱い空気を体外に出そうと息遣いが荒くなる。心拍や体温をコントロールする自律神経がフル稼働するため、疲れてしまうのです。

## 「隠れ疲労」が招く最悪の事態

さらに知っておきたいのは、実際に疲労状態にあるのは脳内の自律神経中枢なのですが、私たちが「疲れた」という感覚を持つのは、眉間のところにある眼窩前頭野と呼ばれる脳の部位で、疲労が起こる場所と疲労感が発生する場所が異なるのです。

自律神経の中枢が「疲れた」というシグナルを眼窩前頭野に届けて初めて、人は全身の倦怠感などに代表される「疲労感」を抱く。脳が「身体が疲れた」と誤解させることで、消耗した自律神経を休ませようとするのです。疲労感とは、人が過剰に体を使って、自律神経を酷使するのを防ごうとする防御反応といえば、わかりやすいかもしれません。

いわゆる「疲労」と「疲労感」は、感じる部位も異なる別物ゆえに「過労死」を招く危険性もあるのです。

もともと仕事へのやりがいや達成感を持って打ち込んでいるビジネスパーソンは、熱中するあまり「疲労感」を覚えにくい傾向にあります。誰もが長時間にわたって集中して物事に打ち込めば、自ずと自律神経には負担がかかって疲れるわけですが、作業自体にやりがいを感じて楽しいと思う人は、「疲労感」を得ることが少ないのです。

これは他の動物にはない特徴で、人間の脳は前頭葉が非常に発達しているためドーパミンなどの物質が出て、先ほどのように眼窩前頭野で生じる「疲労感」が打ち消されてしまう。

それが「疲労感なき疲労」、いわば「隠れ疲労」と呼ばれるものとなって、最悪の場合は過労死を引き起こす可能性もあるのです。

同じ理屈でいえば、昨今若い人たちの間でも愛飲されて、日本では年間売上が2000億円を超え、世界的な市場規模を誇るとされる栄養ドリンク剤やエナジードリンクは、一時的な高揚感は得られても「疲労」そのものを解消してくれる効果はありません。治療的な有用性が認められないばかりか、高濃度のカフェインなどが含まれているため、健康被害を及ぼす可能性があるとしてアメリカなど海外で大きな議論を呼んでいます。小児科で一番の権威を持つ国際学術誌には、栄養ドリンク剤全般に気をつけるべきだとの通知が出ているほどです。

## 「真夏」は特に危ない

1年の中でも、真夏は自律神経に負荷がかかる状況が非常に多いと言えます。一つには体温調整で自律神経が疲弊して、慢性的な疲労となってしまうこと。

特に筋肉が少なく寒さを感じやすい女性の場合は、クーラーの効いた室内と暑い外との寒暖差の影響を受けやすいでしょう。

そして、コロナ禍を経て今はテレワークとオフィスワークを併用する方も多いと思います。週の半分は自宅、もう半分は会社で過ごすとなれば、起床時間も異なり生活リズムにズレが生じます。

たとえば職場に出社する日は朝の6時半に起床するのに、テレワークの日は仕事の始まるギリギリの午前8時半まで寝ている人がいるとします。起床時間に2時間の差が生じれば、当然ながら眠りにくくなるし、まっ昼間など変な時間に眠くなる場合もあるでしょう。こうして「社会的な時差ボケ」に悩まされることになるのです。

ただでさえ陽が昇るのが早くなる夏は、睡眠時間が平均で25分ほど減るといわれています。睡眠時間のリズムを整えるのも自律神経の仕事ですから、ズレが生じれば調整しようとして負荷がかかり、余計に疲労が大きくなります。

またテレワークや不要不急の外出を控える巣ごもり生活によって、適度な運動すらできないという生活パターンに陥る人もいるのではないでしょうか。それが夏バテを引き起こす要因になっていると思います。

## エアコンは「つけっぱなし」が吉

端的にいえば、こうした疲労と脳の老化を克服する解決法は二つしかなく、一つは昼間の自律神経の疲労を抑えること。もう一つは夜間に自律神経の回復を促すこと。究極的にはこの2種類の方法しかありません。

注意したいのは、あくまで昼間に疲労を「抑える」ことができても、「回復」を図るのは難しいということです。なぜなら、自律神経が目覚めている段階から脳は緊張状態にあるので、疲労を軽く抑えることしかできない。やはり「回復」させるという点では夜間しかありません。

そこで大事になってくるのは、睡眠時間を長くするのではなく、いかに「質のよい睡眠」をとるかです。人間だけでなく、あらゆる動物にも共通していえることですが、「安心」「安全」「快適」な環境でないと熟睡はできません。

ここでいう「安心」「安全」は文字通りの意味ですが、「快適」は少々説明が必要でしょう。この季節、寝床が暑いと寝汗をかいたりするし、逆に冷やしすぎれば身体が震える。どちらも体温調整のために自律神経を使ってしまうのです。

元来、寝汗をかくのは、眠っているにもかかわらず自律神経が発汗を促して体温を下げようとしているから。であれば、自律神経が昼間に働いているような状況を、寝ている間も作ってしまっていることになります。当然ながら疲労回復など図れるわけもありません。

本来、睡眠は自律神経の中枢を休ませるのが目的ですから、これではなんの意味もない。寝汗をかかないようにするためには、夏場は寝ている間はエアコンを切ってはいけません。寝入ってから切れるようにタイマーを設定するのも避けるべきだと私は考えます。

そう聞くと、中高年から上の世代では〝もったいない〟という意識を持つ方も多いと思います。しかし、特に高齢になるほど熱帯夜には熱中症や脱水症状で命の危険に晒される。エアコンを切ったことで自律神経が休まらず、結果として昼間のパフォーマンスが低下してしまうことの方が〝もったいない〟という意識を持っていただきたいのです。

## いびきは「風船4000個分」の負荷

また睡眠中のいびきも慢性的な疲労の原因になっています。なぜいびきが疲労を引き起こすのか。それは人が死ぬまで24時間、休みなく続けている呼吸のしくみと密接にかかわっているからです。

呼吸は通常でもかなりの負荷を人に与えており、1時間自転車を漕いでも消費するのは300キロカロリー程度ですが、何ひとつ運動もせず生きているだけで1日約1500キロカロリーを必要とするのも、呼吸にかなりのエネルギーを要しているからと言われています。

そもそも、いびきは大抵が仰向けで寝ていて、舌がのどの奥に垂れ下がって気道が狭くなり、空気を取り込みにくくなるのが典型的なパターンです。いびきは、毎晩、眠っている間に細いストローで4000個の風船をふくらませているようなもので、肺に空気を入れるのにエネルギー負荷がかかってしまっている状態。十分な空気を吸うことができず、低酸素呼吸状態に陥りやすい。

そうなると、自律神経は心拍を速めて血圧を上げ、酸素供給量を維持しようと頑張ってしまいます。本来、もっとも休めなくてはいけないはずの自律神経を、貴重な休憩の時間である睡眠中に酷使してしまうことになる。そんな状態では疲労回復どころか、眠ることで疲労を蓄積させてしまう結果になりかねません。

また男性と比べ、一般的に肺活量が少なく脳への酸素供給量も少ないゆえに、女性のいびきの方が危険です。現代の日本では、いびきによって健康に影響を及ぼしている人が、およそ2000万人いるといわれています。昼間のパフォーマンスが落ちるぐらい影響を受けていると考えられていますから、仰向けよりも横向きで寝ることを推奨したいですね。

抱き枕を使うなどして、とにかく横向きに寝る姿勢を維持することが大切です。この寝方をすることで、舌が落ち込みにくくなり、いびきをかきにくくなる。仰向けと横向きで比較した実験では、8割の方で横向きに眠った方がいびきの回数が半減したというデータもあります。

### 体と脳で「快適温度」は違う

皆さんは夏場に家の中でどんな格好をしていますか。半袖に長ズボンといった組み合わせを部屋着にされる方もいると思いますが、その格好で寒くない程度に涼しく過ごすことをお勧めします。

夏バテを防ぐには、自律神経の中枢が含まれる脳に適した温度で過ごすことが重要です。欧米人に比べて日本人は筋肉量が少ないので全体的に寒がりで、特に女性の方がより寒がる傾向にあります。

片や外国人、特に欧米系は筋肉が豊富な体格をしている人が多いので寒さに強く、実際に外資系のホテルやオフィスの冷房は日本人だと寒く感じるほど低い温度に設定されています。

ところが、実は「脳に快適な温度」というのは日本人も欧米人も変わりません。厳密には湿度により異なりますが、22度から24度が最適とされています。しかし、日本でその温度にエアコンを設定すると、大抵の人は寒がるのではないでしょうか。

女性の場合や、男性でも高齢で筋肉量が落ちてしまっている方であれば、なおのことエアコンの設定温度は28度くらいが快適だと感じて、脳にとって最適な23度前後だと寒いと感じてしまうと思います。

けれど、体に適した温度と脳に適した温度は違うということを理解した上で、23度前後でも寒いと感じない格好をするなどして補って欲しいのです。

体が寒さを感じると、どうにかして温めようと自律神経が活発化してしまいます。それによって疲労を引き起こすことになっては意味がありません。できるだけ脳の快適温度に合わせて衣服を調整して欲しいと思います。

高齢者の中には、それを電気代がもったいないと考えて、抵抗感を持つ方もいるでしょう。エアコンをつけない方もいますが、そうなれば熱中症や脱水症状を起こす可能性が高まってしまうのは言うまでもありません。脳にとって快適な温度で過ごさないと夏バテになって元気がなくなり、思うように活動できず、結果的にもったいない日々を過ごすことになってしまいます。

## 温度変更で人件費4000万円削減

ちなみに厚労省が発表している熱中症の警戒温度は25〜28度ですし、アメリカの調査データでも26度を超える作業場で仕事をする場合、気温が1度上昇する毎に2%ずつ作業効率が低下することが証明されています。日本でクールビズが盛んに言われ出した当初は、そうしたメカニズムがまだ分かっていなかったこともあって、エアコンの設定温度は28度が推奨されていましたが、少なくとも今はそれよりも下げることを提案したいと思います。

実際、私の同級生が兵庫県の姫路市長だった縁で、市庁舎内のエアコン設定温度を28度から25度に下げる実験を行ったことがあります。結果は実験を開始してから1カ月半で、残業時間が4万時間減って人件費が4000万円も節約されました。残業が減ったのでオフィスの電気代はほとんど変わらず、結果的にエコになることも実証されました。

いのです。何より、働く人たちのパフォーマンスが上がり労働時間が減るわけですから健康にもい

日本人の多くは、もったいないからエアコンの設定温度は高めにしようと考え、場合によっては切ったりしてしまう人もいますが、とても愚かなことだと思うのです。設定温度を下げることは、長期的に考えればエコだし経済的なのは言うまでもありません。

世界に目を転じても、シンガポールやインドのムンバイ、アラブ首長国連邦（UAE）のドバイなど〝暑い都市〟では、エアコン普及以前は労働者のパフォーマンスが低かったわけです。気温30度超えが日常茶飯事では、働く気が起きないのも分かります。

ところが、エアコンが普及していくのと同時に、これらの都市はここ10年、20年で急速に経済発展を遂げていったのは皆さんご存じのとおりです。シンガポールのリー・クアンユー元首相は、「私は建国の父と呼ばれているが、一番の功労者はエアコンだ。それがなければ、誰がこの国で真面目に働こうとしただろう」という趣旨のスピーチを行ったくらいです。

## 鼻は脳の冷却装置

もしオフィスや部屋をエアコンで23度前後に冷やせない環境にいる方であれば、30分に1回の頻度で冷たい空気を吸うことが大切です。コロナ禍を経て、今もオフィスワークでマスクを着用している人もいると思います。マスクを着けていると、自分の吐いた息の影響で鼻に入る空気の温度が1度くらい上がってしまいます。なので、マスクを外して冷たい空気を吸っていただきたいと思います。

鼻は脳にとっての冷却装置で、冷たい空気を吸うことによって自律神経の中枢をクールダウンする効果が期待できます。いわばパソコンの内部を冷やすファンと同じ役割を担っていて、鼻腔の部分で熱交換して脳を冷やしてくれるのです。

あくまで冷たい空気を吸い込むことが重要なので、脳を直接冷まそうと額に冷たい布などをあてがっても、自律神経中枢である脳の中心部をクールダウンすることはできず、効果がないのでご注意ください。

そもそも脳は体の中で最も発熱が激しいところで、その分、自律神経などへのダメージも大きくなります。ですから、エアコンの効いた部屋で過ごすことが重要であり、鼻に冷たい空気が入る環境にいれば、体にも負担が少なく集中力も高まり、一石二鳥です。

誰しも鼻がつまると、頭がボーッとする感覚に襲われた経験があると思います。それは鼻から冷たい空気を吸うことができず、脳が高温状態になってしまうから。きちんと鼻に冷たい空気を通すことを実践していただくことで、自律神経の負担も減って夏バテも防げるというわけです。

## 「ランナーズハイ」は危険

もう一つ、コロナ禍で適度な運動を行うことは、自律神経をいたわるという意味で推奨しています。

体にとって適度な運動、適度な刺激、適度な負荷は寿命を延ばすともいわれています。しかし、皆さんが思われている「適度」という言葉のふれ幅が大きい。

たとえば、自律神経の機能が20代の半分以下になってしまう45歳以上の方、中高年世代に限っていえば、週3〜4回の頻度で30分ほどの軽い運動が好ましいとされています。人によって適度とされる運動強度は異なりますが、運動中に会話が楽しめる程度のイメージで続けていただくのが望ましいです。

特に、筋トレは心臓にそれほど圧力がかからず、自律神経への負担になりにくい運動です。一番怖いのは、サッカーやテニスのように、全速力で走って急に止まることを繰り返す運動。動きの多いハードなスポーツは、自律神経機能の低下した中高年者においては、命を縮めるだけなのでお勧めできません。

前にお話ししたとおり、ハードな運動をすれば自律神経の細胞は活動が活発になり、結果的に酸素をたくさん消費して活性酸素が作られることで錆びついてしまいます。簡単にいえば、酸素を吸えば吸うほど錆びが酷《ひど》くなっていくので、運動は適度でいいというわけです。

長距離選手などハードな運動を続けてきたアスリートは寿命が短いというデータもあります。ハードな運動をすることで、心身共にリフレッシュできたと感じる人もいると思いますが、それは、過労死を引き起こすメカニズムと同じで、楽しさややりがいを得ることで疲労を感じなくなっているだけ。いわゆる「ランナーズハイ」は、疲労が蓄積するだけでなく、心筋梗塞や脳卒中のリスクも高めてしまうことになります。

## 70歳から始める「積極的肉食」

運動に限らず、せっかくの休日だからと外出したりすると、ハードスケジュールで疲労がたまっていても、楽しいと脳が思うことで疲労を感じなくなってしまう。それでリフレッシュしたと誤解してしまうことが珍しくありません。あえていえば、世の中で「リフレッシュ」と名のつくものの大半は〝嘘〟なので、休日はその名の通り家でゆっくり休むことが重要です。

だからといって、まったく運動をしなければ、食べすぎで肥満となり死亡率が上がるケースもあります。100歳以上の長寿の方で、ハードなスポーツを続けてきた方はほとんどおらず、少なくとも65歳ぐらいまではさほど肥満体ではありません。

そういった方の食生活をつぶさにみていくと、65歳くらいまでは脂っこいものを避けて、70歳を超えてからは、むしろ肉を食べるような生活に変えた方が長寿であることがわかっています。

戦中、終戦直後と違い現代では食事によるエネルギー不足で疲労が起こることはないと言いましたが、より良い食事で疲労を改善することはできるのです。では、どんな食事をとることが望ましいのか。結論からいえば、鶏のむね肉に多く含まれるイミダペプチドという成分が、身体的な疲労感を軽減する効果があると科学的な検証で認められています。

私自身、その検証プロジェクトにリーダーとして参加したのですが、話は2003年にまで遡ります。大阪市立大学、大阪市および食品メーカー、医薬品メーカーなど18社と、総合医科学研究所が産学官連携で、「疲労が軽減する食成分」を探す試みをしました。

これまでお話しした「疲労の正体」にまつわる知見は、このプロジェクトによって得られた成果によるところが大きいのですが、実験は96名の被験者に固定式自転車を4時間漕ぎ続けてもらったり、4時間のデスクワークを続けてもらった後に4時間の回復期を設けて、その間における疲労の蓄積と回復の度合いを多角的に計測、評価していきました。

この方法に基づき、プロジェクトでは疲労回復に効果があるとされてきた23種類の食品に含まれる成分を評価。具体的にはビタミンC、クエン酸、コエンザイムQ10、アップルフェノン®、カフェインなどですが、そのうち最も効果的だというエビデンスが得られたのがイミダペプチドだったわけです。

**抗疲労効果のカギは「渡り鳥」**

この聞き慣れない成分が多く含まれているのが、鶏のむね肉なのですが、スタミナが

**イミダペプチド含有量の比較**

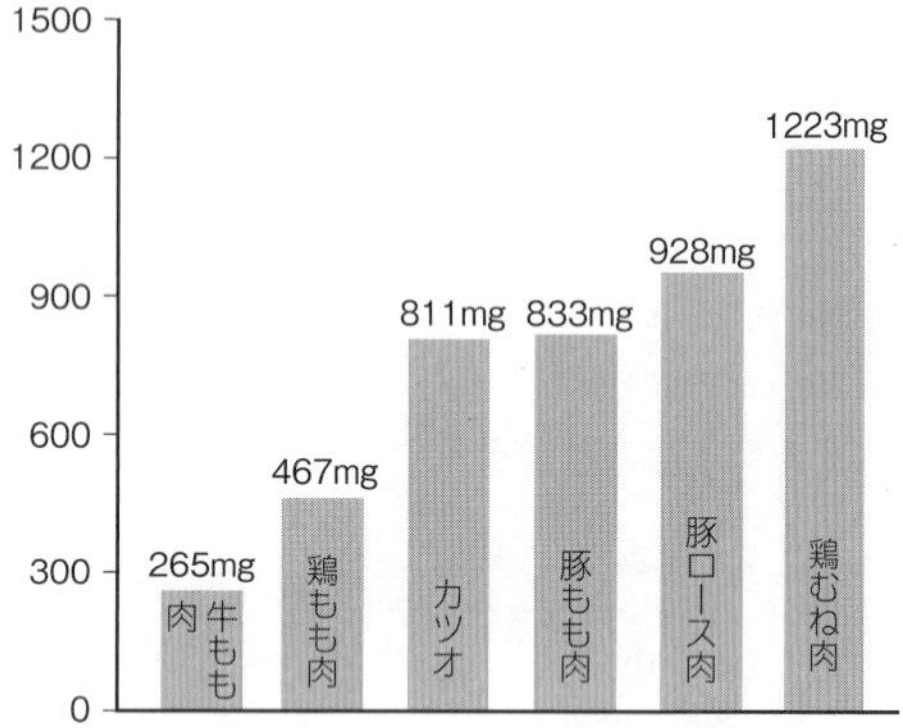


成分値（100gあたりのイミダペプチド含有値）

有原圭三監修『機能性ペプチドの最新応用技術―食品・化粧品・ペットフードへの展開―』（シーエムシー出版）より抜粋（一部改）

つくイメージのある牛肉や豚肉と比べると、カロリーも低く地味な存在であることは否めません。

けれど、季節に応じて北極圏から南極圏までを縦横無尽に行き来する渡り鳥の飛行能力を思い浮かべていただければ、合点がいくのではないでしょうか。

渡り鳥が長時間、疲れずに飛び続けることができるのは、羽を動かす筋肉であるむね肉の部分に、抗疲労成分であるイミダペプチドが大量に蓄えられているからなのです。

もちろん渡り鳥のような野鳥と違って、市販されているむね肉は家畜化された鶏のものですが、それでもイミダペプチドはきちんと含まれています。また渡り鳥と同じように長い時間海の中を回遊しているカツオやマグロにも、同様の成分が豊富に含まれていることがわかりました。

この成分には疲労を引き起こす原因となる活性酸素による酸化ストレスを軽減する抗酸化作用があるのです。鶏のむね肉以外にも、ビタミンA・C・Eやポリフェノールなど活性酸素に対抗する抗酸化作用を持つ成分は存在します。けれど、その多くが体内で数時間内に代謝されて効果がなくなってしまうのに対し、イミダペプチドは体内で吸収された後、脳内で再合成されることで長時間、活性酸素に対抗しつづけるという際立った特徴があります。

そして数々の実験を経た結果、この成分を1日あたり200ミリグラム、鶏むね肉を摂取する場合には、吸収率と消化率のロスを考慮して50グラム程度を最低2週間、毎日とり続ければ抗疲労効果が現れることが明らかになりました。

鶏のむね肉は安価で入手しやすい上に、低カロリーなので毎日食べても肥満に繋がりにくい食材です。肝心のイミダペプチドは長時間直火で炙るのはNGなのですが、加熱にも強く、普通に焼いたり蒸したり、自由に調理しても差し支えありません。時間のない時は、茹でたむね肉をサラダに添えるだけでもいいですし、さっぱりしているので暑い日にもぴったりの一品になると思います。

日々の疲れに気づきながらも、多忙を理由に治療や抜本的な回復を試みることを避けている人も多いと思います。「疲労の正体」とその対処法を理解されたなら、さっそく実践し、生き生きとした人生を送っていただければと思います。

大鹿哲郎
日本眼科学会理事長
筑波大学教授

# 認知症発症リスクを3割下げる「白内障手術」の効用

おおしか・てつろう
1985年、東京大学医学部卒業。東京厚生年金病院眼科、東京大学助教授等を経て筑波大学教授に。白内障手術の名医として知られ、自身でも「白内障治療と認知機能の関係」の調査・研究・発表を行う。『目の病気がよくわかる本』（講談社）などを監修。NHKをはじめテレビ番組にも多く出演している。

高齢化の今、いずれ誰もが発症しうるにもかかわらず、治療法が確立されていない「認知症」。そして、老化に伴う自然現象として積極的な治療をしない人も多い「白内障」。

だが、この白内障に対処すればＱＯＬ（生活の質）改善が期待できるだけでなく、認知症の予防効果まであると聞けばどうか。最新論文で判明した「白内障手術と認知症発症リスク」の関係を斯界の権威が解説する。

## 80代でほぼ全員が罹患

今回の調査結果は、「目の老化」とでも言うべき白内障の治療において画期的な意味を持つものだと思います。

白内障の治療、すなわち手術を受けることによって、「認知機能の改善」あるいは「認知機能低下の歯止め」にとどまらず、「認知症発症リスク」が下げられることが明らかになったからです。発症すると完治することはなく、治療法そのものが確立されていない認知症。しかし今回の調査結果で、そもそも認知症になることを防ぐ「認知症予防」の効果が、白内障の手術にあることが分かったわけです。

この「画期的な調査結果」について解説する前に、白内障について簡単におさらいしておきましょう。

目でとらえた光を網膜に集め、その情報を視神経を通じて脳に送る。それを脳が認識する。こうして、私たちの「見る」という行為は成り立っています。

まず「目の入り口」である角膜で光を屈折させて取り込み、次に水晶体が厚みを変化させることで焦点距離を調整して、網膜にひとつの像を浮かび上がらせる。つまりカメラで喩えると、角膜と水晶体はセットでレンズの役割を果たしていると言えます。

本来、水晶体は透明なのですが、加齢に伴ってタンパク質が変性し、段々と濁っていく。透明だった水晶体が濁っていくと、外からの光を充分に取り込めなくなったり、光が散乱して網膜に上手く像を結ばなくなる。その結果、物がぼやけたり、霞んで見える。これが白内障です（左ページ参照）。

「白内障診療ガイドライン」によると、軽度のものを含めれば50代で2人に1人、60代で3人に2人、70代で5人に4人、そして80歳以上だとほぼ全員が白内障になります。

## 脳機能が低下することも

このように、目の濁りはごく自然な老化現象であり、過度に心配する必要はない一方、「濁っていないレンズ」を取り戻すことができると、QOL（生活の質）が向上し、日常が豊かになることもまた事実です。そして、濁った水晶体のせいで霞んでしまう視界を改善する唯一の根本的な治療法はレンズを入れ替えること、すなわち手術なのです。

認知症発症リスクを3割下げる「白内障手術」の効用

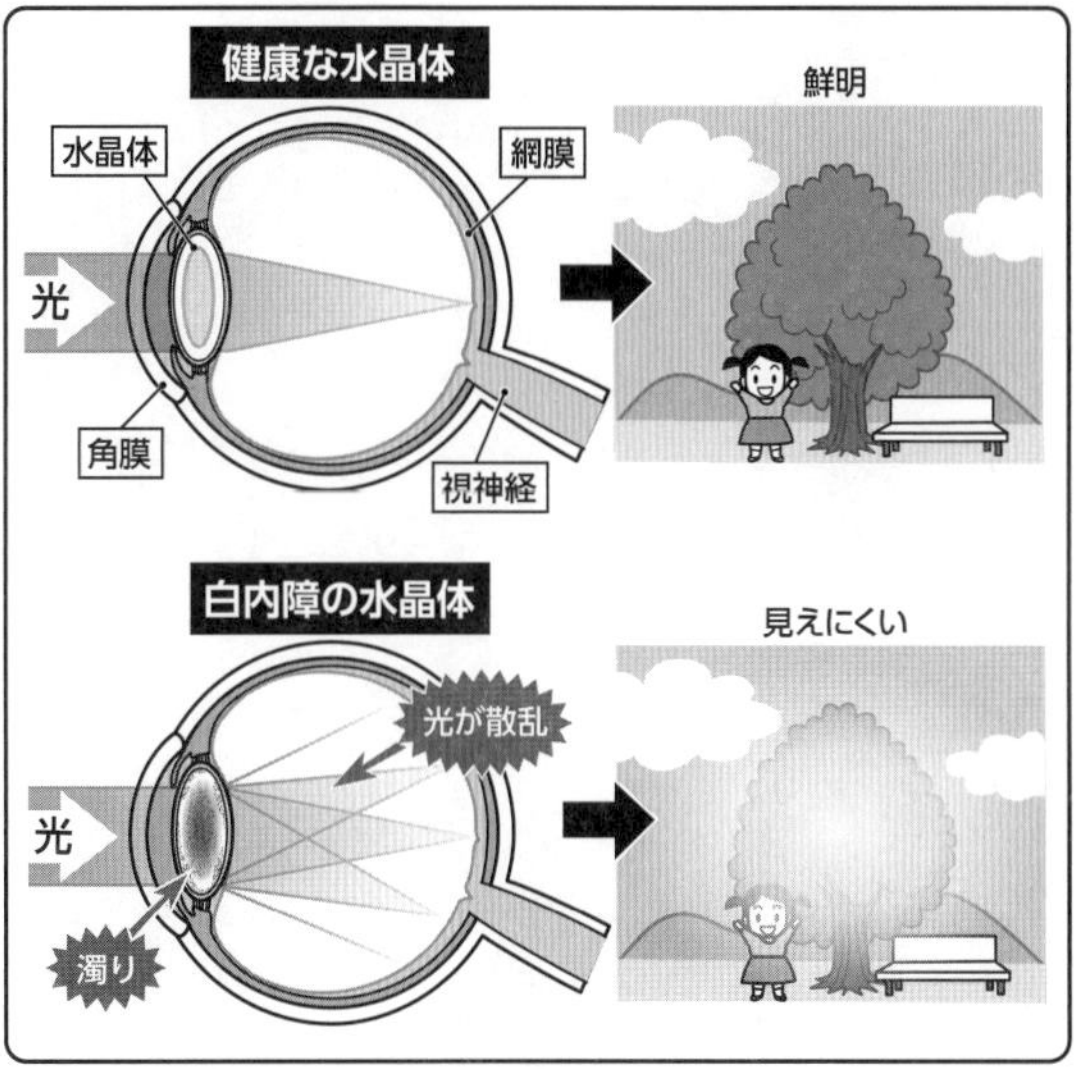


そして、白内障を放っておかずに手術することのメリットのひとつを示したのが、冒頭で触れた「画期的な調査結果」です。

この調査結果とは、2021年12月に米国ワシントン大学医学部のセシリア・リー准教授の研究チームが、国際学術誌『米国医師会雑誌：内科（JAMA Internal Medicine）』に発表したものですが、その前に白内障手術と認知機能・認知症の関係の研究歴を繙《ひもと》きたいと思います。

2008年、私たちの研究グループは、両目とも白内障の手術をした患者さん102名を対象に、手術前後での視覚関連ＱＯＬ、うつ状態、認知機能のスコアを比較しました。視覚関連ＱＯＬとは、手足に怪我を負っているなどの目以外の要因を含めず、目が見えにくいことに由来するＱＯＬのことです。小さい物が見えにくいといった「直接的」なＱＯＬの変化にとどまらず、目が見えにくくなったことで外出機会が減ったというような「間接的」な変化も含みます。

そして調査の結果、視覚関連ＱＯＬ、うつ状態、認知機能、どのスコアも術後に改善していることが分かりました。つまり、白内障によって視覚関連ＱＯＬが低下し、気が滅入ってうつ状態になり、また目の衰えに伴い脳機能も低下していた患者さんが、手術したことで「霞んでいないかつての視界」を取り戻し、いずれも改善した。私たちはそう解釈しました。

ただし注意が必要です。私たちの調査結果で分かったのは、あくまで白内障手術によって「認知機能が改善した」ことであり、「認知症になりにくくなった」ということではありませんでした。認知機能が低下したからといって必ずしも認知症になるわけではありませんから、この点は区別して考える必要があります。

その後、２０１８年には奈良県立医科大学が研究結果を発表し、白内障の手術をしたグループとそうでないグループを比較したところ、前者のほうが軽度認知機能障害のリスクが低かったことが分かりました。しかしこの調査結果も、あくまで認知機能についてであり、認知症そのものとの関連は示されませんでした。

## 衝撃の「発症リスク30％低減」結果

ところが２０２１年12月に発表された米国の研究結果では、私たちや奈良県立医科大学の論文では触れられていなかった、白内障手術と「認知症発症リスクそのもの」の関係が明らかにされたのです。なおこの調査は、対象人数が多い上に、複数年にわたって追跡調査をしている点で、手法においても優れていたと言えます。

具体的には、認知機能が正常で、白内障や緑内障を患っている65歳以上の４５０８人を対象に、白内障の症状があって手術を受けた人とそうでない人を比較し、人によっては10年など長期にわたって追跡調査。すると、前者のほうが認知症発症リスクが約30％低かったことが分かったのです。

ではなぜ、白内障の手術を受けると、認知症発症リスクが下がるのか。その因果関係は、眼科の範疇を超えるところもあり、はっきりとしたことは申し上げられませんが、推測することは可能です。

一般的に、難聴の方も認知症になりやすいと言われています。それと同様に、白内障になることで目を通じて脳に入る刺激が少なくなることが直接的な要因としては大きいのではないかと考えられます。なにより、人間は情報の約8割を目から得ているとも言われていますので、目が濁り、「情報入手」に支障をきたすことが脳に与える影響は決して小さくないと言えるでしょう。

### 「引きこもり」を誘発

また、社会行動学的な要因も考えられます。耳が聞こえにくくなったり、目が見えづらくなると、出歩くことが億劫になりがちです。外出の機会が減れば、人とも会わなくなり、社会的なアクティビティが減少して脳への刺激低下につながることが考えられます。

さらに、ブルーライトとの関連性も考えられます。白内障になると水晶体が黄色く濁ります。すると、黄色系の補色である青色系の光、ブルーライトが網膜まで通りにくくなります。

網膜の細胞の中には、青や紫の光を感知することで「日内変動」の役割を果たす細胞があります。日内変動とは、いわゆる体内時計です。白内障によってブルーライトが網膜まで通らなくなり、１日の体内リズムがくずれることで日常生活に異常をきたし、認知症につながっていくのではないか――こうした仮説があり、白内障の手術によってこの「ブルーライトリスク」が軽減されることが影響している可能性も考えられる。ブルーライトは、寝る前に見ると寝つきが悪くなると言われている一方、日中にはある程度目にしていないと体内リズムを整えられないのです。

今回の研究結果で、もうひとつ興味深いのは、緑内障手術と認知症発症リスクの間には、相関関係が見られなかったことです。眼圧の上昇によって起こる緑内障の手術は、眼圧を下げることで「視力をそれ以上悪くしない」ためのものです。他方、白内障の手術は濁ったレンズを主にアクリル製の柔らかな新しいレンズに替えることで「視力を良くする」ためのもの。この違いから、緑内障の進行を止めても、白内障と異なり、認知症の発症リスク軽減につながらなかったということなのではないでしょうか。

これまで見てきたように、白内障手術と認知症の関係という新たな研究結果が出てきたわけですが、認知症まで至らなくても、白内障によるＱＯＬの低下は、かねて指摘されてきたところです。

具体的には、白内障になって視力が低下し続けることにより眼鏡がどんどん合わなくなっていくことがあげられます。眼鏡を替えても、すぐに度数が合わなくなる。その度に新調するのも大変ですし、お金もかかります。したがって、合わない眼鏡をかけ続け、イライラが募ったり、「見えにくい世界」で暮らし続ける弊害が起こるのです。

また、物がダブって見える方も多い。霞むのではなく、物が二重、三重に見えるのです。白内障になると、視力が1・0あってもダブって見えるケースがある。そうなると、やはり「見えにくい世界」で生活しなければなりません。

さらに、家の中にいる分には問題ないものの、遠くが霞んで見えるため運転しづらいと訴える方もいます。特に、目に入った光が焦点をひとつに結ばず反射するので、夜間の対向車のヘッドライトが怖くて運転できなくなる。都心であればともかく、地方では車を運転できなくなるのは行動範囲を著しく狭めることになります。

このように、白内障による目の不調で、単に物が見えにくいという現象にとどまらず、ひとりで外出すると人に迷惑をかけてしまったり、挨拶をされても気づかずに失礼してしまうといったことが気になり、「引きこもり」を誘発しかねません。そうなると、活動量が減って認知機能の低下を招き、より活動量が減って……という負のスパイラルに陥ってしまう人もいるのです。

## 保険適用可、20分で終了

こうした事態を招く白内障の治療法は、先ほど申し上げたように手術以外にありません。水晶体の濁りは9割以上が加齢に伴うものであり、どうやっても年齢を重ねることによる濁りを防ぐことはできず、レンズを替える以外にないのです。

水晶体は加齢とともに徐々に濁っていきます。つまり、白内障はごく自然な老化現象であり、淡々と受け入れることもひとつの選択肢ではあるでしょう。しかし、これまで説明してきたように、手術をすることでさまざまなメリットが得られるのも事実です。

「眼球の手術」と聞くと恐ろしく感じられるかもしれませんが、点眼などの局部麻酔で身体への負担も少なく、20分程度で終了し、現在、日本では年間約１６０万件の白内障手術が行われています。少なくとも、眼球の手術だからと言って、過度に、そして無闇に恐れる必要はありません。

しかもこの１〜２年で、眼内レンズの種類が増え、とりわけ「多焦点レンズ」が改良されています。これは、眼鏡で言う「遠近両用」をイメージしてもらえればいいと思いますが、最近では「遠中近3焦点」や「連続焦点」のレンズも出てきています。

加えて、多焦点レンズは混合診療が可能となりました。それまでは、多焦点レンズを選ぶと手術代、レンズ代ともに自己負担でしたが、2020年4月から、多焦点レンズを選んでも手術代には保険が適用され、単焦点レンズとの差額と、若干の追加検査費用を自己負担するだけでいいことになりました。この制度は選定療養といい、あまり知られていませんが、非常にお得だと思います。

## 「正しく恐れる」ことが重要

こうして、バリエーションが増えている手術を選択するか否かを判断するには、どれだけ白内障の症状が進行しているかが大きなポイントになってきます。しかし、老化現象のひとつである白内障による見えづらさに関しては、それが水晶体が弾力性を失うことによるいわゆる老眼のせいなのか、あるいは緑内障によるものなのか、その違いを患者さんご自身で確かめることは難しい。

したがって、セルフチェックとしては「一般的な目の不調」を気に掛けるしかないのですが、その具体的な方法としては「片目で見る」ことがあげられます。日頃よく使う「利き目」が問題なく見えていると、もう片方の目が見えにくくなっていることに気づかないケースが意外と多いのです。とりわけ男性は気がつきにくい。というのも、女性はお化粧でアイラインを塗る時などに片目で見る機会が日常的にあるのに対して、男性は意識をしなければ片目で見る場面がない。その上で、見え方に異常を感じた場合は、眼科を受診することが大事なのは言うまでもありません。

加齢による白内障は、白髪になるのを防ぐことができないのと同じように、予防法はほとんどありません。一方で白髪と違うのは、ＱＯＬの低下をもたらす危険性がある点です。したがって、認知症発症リスクを下げることが分かった今回の調査結果も踏まえ、手術するか否か、「正しく恐れる」必要があると思います。

# 世にあふれる「快眠法」に騙されないための最新知見

三島和夫
秋田大学大学院教授

みしま・かずお
1963年、秋田県生まれ。1987年、秋田大学医学部を卒業し、同大や米バージニア大、スタンフォード大などで睡眠医学研究に携わった後、国立精神・神経医療研究センターで部長を務める。2018年より現職。医学博士。日本睡眠学会の理事も務める。『睡眠と覚醒 最強の習慣』（青春出版社）など著書多数。

人生で費やす時間が最も多いのは何か。仕事でも学業でもなく、生涯の3分の1を充てる「睡眠」である。しかし近年、眠りにまつわる悩みを抱える向きは増す一方。その証左か、数年前には「睡眠負債」という言葉が新語・流行語大賞にランクインした。

玉石混淆の睡眠常識。眠りに悩みを抱える現代人は、何を信じるべきか。睡眠研究の権威に、押さえておくべき「睡眠」の最新知見を伺った。

## 「8時間寝れば安心」は間違い

「快眠法」やら「濃縮睡眠」「睡眠の質向上」に「爆睡術」。書店に赴けば、そんなタイトルの本や雑誌が棚に並べられていますが、そうした本の中には、誤った記述が少なくありません。

例えば、その中には、「短時間睡眠法」のように、実は危険な睡眠法があったり、「朝に味噌汁を飲めば眠りの質が上がる」というように、効果を得るためには大量に飲まなければならない「快眠食材」があったりする。効果が弱く、実用的でない不眠対策法や、動物実験でしか証明されていない仮説段階の方法もあります。

要は、睡眠を巡る言説には「都市伝説」が溢れているのです。

まずは、睡眠時間について。適正な睡眠時間は何時間か？ と聞かれた時に「8時間」と答える人が多いのではないでしょうか。しかし、この数字には、ほとんど根拠がありません。

数字の出所がはっきりとしませんが、おそらく、日本人の平均睡眠時間が7時間42分で、そこから出てきた数字なのでしょう。

しかし、押さえておいていただきたいのは、睡眠時間は、非常に個人差が大きいということ。1日5時間程度で十分な人もいれば、9時間寝ないと日中の眠気に耐えられない人もいる。それだけでも4時間前後の個人差があるのです。

それに加えて、同じ人でも年代によって、必要な睡眠時間は変わってくる。全世界の、5歳から85歳以上までの約3500人について、睡眠時間を集計・解析したデータがありますが、15歳で既に平均睡眠時間は8時間を切っていて、70歳を超えると6時間を下回りました。

若い時ほど、エネルギーを消費して生活しているのでより長時間にわたって身体を休める必要があるし、歳を取って基礎代謝が低くなると、その分、睡眠量が減ってくるのは当然と言えば当然。

個人差もありますが、あくまで平均値で言えば、働き盛りの30~50代の人にとっては8時間弱でも十分だし、ましてや60~70代にとってはもはや高望みです。

つまり、その人自身の、その年代においての「必要睡眠時間」というものがあり、問題になるのは、その時のライフスタイル上、睡眠時間がその数値より短くなったり、長くなったりして生活に支障を来している時。その場合は何らかの対処が必要ですが、「○時間」という人間にとって守るべき絶対の睡眠時間があり、それに照らして多い少ないということが問題になるわけではありません。

それを理解せず、8時間を絶対的な基準にしておくと、「昨日は8時間寝られなかった」と焦りが出てストレスとなったり、不眠症の人はそれがまた、睡眠への不安を強化させたりと、マイナスの影響を与えてしまうのです。

その人にとってベストな睡眠時間というのは、「目覚めた時に、ある程度の満足感を得られ、日中眠くなるなどの不具合や不満を感じずに快適に過ごせるような時間」のことです。

その時間を計る方法はありますが、特殊な実験環境下で行う必要があるため、簡単ではありません。が、あくまで簡易的ではあるものの家庭で出来る方法もあります。GWや夏休み、年末年始など、朝起きる必要のない日が1週間程度続く時がチャンス。目覚まし時計をセットせず、部屋のカーテンも閉めた状態で布団に入り、自然に目が覚める時間まで寝てください。二度寝が出来るならする。それを休みの間中、毎日続けてみます。

日頃、睡眠不足の人は最初の2～3日は、それを解消するための「リバウンド睡眠」で睡眠時間が長くなりますが、その後徐々に短くなり、4～5日経つと一定の値に落ち着いてくる。それが、その人にとって、その年代における「最適な睡眠時間」と考えてよいでしょう。

数年前、新語・流行語大賞で「睡眠負債」という言葉がトップ10入りしました。誰しも毎日一定の睡眠時間が必要であり、それより睡眠時間が短ければ、足りない部分が貯まって「眠りの借金」となり、これが累積、蓄積すると認知症やがんのリスクを増大させてしまうのです。

## 「即入眠」「電車で居眠り」は異常

10年程前、20代の男性15名に、実験室で前記の必要睡眠時間を計る実験を行いました。すると、その時間は、平均して普段の睡眠時間より1時間以上も長かったのです。しかも、この男性たちは健康で、普段取っている睡眠時間に不足を感じていなかった。ここからわかるのは、睡眠不足も慢性化すると、日中の眠気などの症状を感じなくなってしまうこと。毎日同じ匂いを嗅いでいるとその匂いを次第に感じなくなると思いますが、それと同じです。弊害を感じていないので、対策も講じない。これが睡眠負債の解決を難しくしているのです。

日本は世界で平均睡眠時間が最も短い国と言われています。先の実験でわかるように、とりわけ若い世代では、睡眠不足が慢性化し、睡眠負債が溜まっている状態が見受けられるのです。「負債」を抱えているかどうかを自覚するのはなかなか難しいのですが、いくつか指標があります。

まずは、床に就いてからどれくらいの時間で眠りについているか。寝床に入ってあっという間に眠ってしまうのであれば、かなりの睡眠負債を抱えている状態にあると思います。睡眠が足りている人は、照明を消してから脳波上の眠りに入るのに15分程度はかかるのが通常なのです。「寝つきが良い」は従来、肯定的な意味で用いられてきましたが、これは大きな問題を孕んでいるというわけです。

本来、生物として、眠りの体勢に入ってすぐ眠ってしまうのは、周囲の安全を確認できていないという点で、極めて異常な行動です。

それと同じ意味で、電車の中で寝てしまうというのも、相当異常な状態。外国に行くとよくわかりますが、電車の中で、女性や子どもが口を開けて寝ているというのは、睡眠時間が少ない、日本だけの特殊状況です。他の生物がたくさんいる中で、生物が無防備な状態で寝ているというのは、本来、ありえないことなのです。

現代社会、とりわけ日本のライフスタイルがいかに歪んでいるかがよくわかります。

## 体内時計を狂わせる

では、その負債をどう補うべきか。すぐに思いつく方法は、休日の「寝だめ」ですが、これはお勧めしません。休日に寝だめをすれば眠気は飛びますが、身体が本当に休まるかと言えば、逆効果となることも少なくないのです。

現代のライフスタイルでは、睡眠負債というのは、夜型傾向の人に溜まりやすい。しかし、そうした人も、平日は毎朝、通学や通勤で決まった時間に起きざるを得ないため、朝日を浴びて、後ろにずれがちな体内時計を朝型に戻す調整をしています。

しかし、休日に遅く起きてしまうと、朝日を浴びることができず、また体内時計が後ろ倒しになってしまい、平日になると元のリズムに戻すのが難しくなってしまうのです。

これを社会的時差ボケと呼びますが、例えば、休日に普段より3時間以上遅く起きる人は、毎週末、インド往復旅行に出かけているようなもの。身体に与える負担は大きい。

ですから、土日も頑張って平日と同じ時間に起きるようにする。辛くても起きてしまうことが重要です。そして、眠気の解消には、昼寝で対処する。しかし、午後や夕方に寝てしまうと、今度は夜の睡眠に影響を与えますから、お勧めなのは、正午前後の昼寝。すなわち、11時過ぎからお昼ご飯の直後までであれば、非常に効果的であると思います。

同様に、夜勤がある仕事についている場合も、夜勤明けの休日は午後まで寝てしまう、というのは避けた方が良い。これも体内時計を狂わせてしまい、通常勤務に戻った時の影響が大きい。夜勤明けの休日も、眠気の解消は、数時間の仮眠などで対処する。そして、その夜、早めに寝るなど、普段の体内時計を崩さないようにすることが重要なのです。

また、1日6時間睡眠を取っているという人で、例えば「夜は4時間睡眠だけど、行きの通勤電車で1時間、帰りの電車で1時間寝て、計6時間寝ている」という人がいたとします。この場合、夜6時間続けて寝ている人と同等の効果が得られるでしょうか。

答えはNOです。

よく知られているように、眠りにはまず、深いノンレム睡眠が来て、その後、浅いレム睡眠が訪れる。それが起床まで繰り返されます。深い眠りであるノンレム睡眠だけあればいいや、と「こまぎれ睡眠」も許容したくなるのですが、ノンレム睡眠、レム睡眠は脳のクールダウン、記憶の整理、体の修復などお互いに協同しながら一晩を通して流れ作業のように心身の調整を行います。どちらの睡眠が欠けても調整は上手くいきません。このノンレム―レムの睡眠のリズム構造を「メジャースリープ」と呼びます。メジャースリープがないと、身体の細胞の修復や免疫増強などの作業が完了できないのです。巷には「短時間睡眠法」などの書物が溢れていますが、30年以上、この研究をしてきて、私はついぞ安全で効果的な「短時間睡眠法」に出会ったことがありません。
まとまった睡眠は、家計で言えば固定費。快適な生活を維持しようと思えば、それなりの金額が出てしまうものです。そこを節約しようとは考えず、最低限の費用はきっちりと払う。そして残ったお金で仕事や遊びを存分に楽しむという考え方が肝要です。

「寝室恐怖症」に注意

とりわけ20~50代で、かような「睡眠負債」が問題になる一方、60代以上の中高年となると、今度は眠れないことに悩む人も数多くいます。いわゆる「不眠症」です。成人の5人に一人が睡眠で休養が十分にとれていないとの調査結果も出ていますが、これにも誤った「睡眠習慣」の影響があるのです。

先ほど述べたように、年を取れば運動量や基礎代謝が低くなり、必要睡眠時間も減ってくる。若い時よりも睡眠が短く、浅くなるのは当然です。

不眠傾向の方がなぜ、眠れなくなるかと言えば、ひとつには寝室恐怖症があります。寝室で眠れない経験をすると、その不安で寝床では眠れないようになってしまうのです。レモンを見ると涎《よだれ》が出てしまうような、「条件付け」が起きるのと同じで、布団に入ったとたんに眠れなくなる。逆にこうした方は、昼間、電車の中だと眠れることもあるのです。

しかし、それでも不眠症の方はなぜか最も苦しい場所である寝床にしがみつく傾向があるのです。「布団に入っていればそのうち眠くなる」「眠れなくても横になっているだけで身体は休まるから」とよく言われるからでしょうか。しかし、睡眠の専門医の間ではこれはNGワード。15分以上、布団に入っても眠れなければ、寝床を出てリビングに向かいましょう。で、もう起きていられないと思うまで、何かをしていれば良い。私の患者さんの中には、その時間、けん玉の練習をして、大会に出るほどまで上手になった人もいたくらいです。

これと同様、不眠傾向の方は、長く寝なければというプレッシャーのため、早めに床に就こうとする傾向があります。しかし、例えば、それまで寝ていた時間の3〜4時間前に眠ろうとしても、おそらく寝つけないでしょうし、寝つけたとしても2〜3時間で目覚めてしまうはず。実は、この時間帯は「睡眠禁止ゾーン」なのです。

一般的な睡眠と覚醒のリズムを確認しますと、起きたばかりの時点ではまだ眠いですが、時間と共に覚醒度は高まる。その後、お昼過ぎの時間帯を除き、覚醒度はゆるやかに右肩上がりで進み、下りに転じるのは、朝起きて太陽を浴びてからおおよそ14時間後です。朝7時に起床しているとすれば、夜9時頃となります。この時刻になると、脳内の体内時計からの指令で、睡眠ホルモン・メラトニンの量が増えたり、脳の温度が下がったりするなど、睡眠準備状態が整うため、一気に覚醒度が下がって眠くなるのです。

逆に言えば、睡眠準備状態が整う前、普段寝ている時刻のおおよそ3〜4時間前は、ゆるやかに右肩上がりで来た覚醒度が頂点に近づいている時間帯。目が冴え、なかなか寝つくことが出来ないのは当然です。

不眠傾向にある方などは、この原理に反してベッドに入ってしまうため、余計眠れなくなり、睡眠に対する不安が増すという悪循環に陥ることがあるのです。

## 晩酌は良いが寝酒はダメ

先進国や新興国など、世界10カ国の国民を対象に、「眠れない時にどうするか」を調査したところ、他国では「病院を受診」「カフェインを控える」など、真っ当な回答が多かったのですが、日本人で最も多かったのは「寝酒」でした。

お酒を飲むと眠くなるというのは本当で、胃腸から吸収されたアルコールが血液に乗って脳に到達すると、覚醒作用を持つ神経活動を抑える働きをし始めます。

しかし、寝つきを良くするために毎晩アルコールを飲んでいると、身体がそれに慣れる「耐性」という現象が生まれ、催眠作用が徐々に弱くなってくる。酒量を増やさないと眠れないようになってくるのです。そうなると依存状態となり、アルコール性の肝炎、膵炎や認知症など、様々な副作用に見舞われる可能性が出てきます。

また、飲酒習慣が長くなると、深いノンレム睡眠はむしろ減るため、熟眠感も得られなくなります。更には、アルコールの血中濃度は急に上がって急に下がるため、寝酒をして2~3時間もすると、催眠効果の大部分が抜けてしまいます。そのため、夜中に目が覚める「リバウンドによる中途覚醒」が起こってしまう。つまり、睡眠の「質」と「量」両面を低下させるのです。

実は、アルコールと睡眠薬は、脳で作用する場所も同一であり、ほとんど同じ働きを持っています。しかし、睡眠薬は何となく危険というイメージを持っている一方、アルコールは少しくらいなら安心と、みな抵抗なく寝酒をする。これは随分ピントがずれている話です。昨今の睡眠薬と比べれば、むしろ酒の方が危険性は高い。寝酒に頼るのは、依存性が強く、副作用も多かった昔の質の悪い睡眠薬に頼っているのと同じと考えてください。

適量の晩酌はストレス解消に良いですが、寝酒はNG。その違いは何かと言えば、眠りからどれだけ間を置けるか。お酒は布団に入る4時間前までに飲むのが理想と考えておくのが良いと思います。

### 入浴で脳の温度をコントロール

この他にも、ブルーライトが覚醒を招くため、寝る前にスマホを見るのがNGというのは最近では常識になってきた話です。

就寝前の風呂も睡眠には良い効果をもたらしますが、その場合もコツがあります。寝る直前に入らないということです。寝る2時間半前から1時間前までに入ると、もっとも寝つきが良くなります。

睡眠とは、身体をパソコンに例えると、日中使用し続けているうちにCPU（＝脳）が熱くなり、それを冷やすために冷却ファンを回している状態のことです。

脳の温度は37℃前後を中心に、時間帯によってそこから1日に1℃ほど変動しています。起床の1〜2時間前に最も低くなり、その後上昇して普段寝ついている3〜4時間前に最も高くなり、その後、滑り落ちるように下降していきます。この滑り台の傾斜が急であればあるほど、寝つきが良くなる。

そこで、風呂に入り、脳の温度を人為的に上げると、脳にある体温センサーが驚き、脳の温度を下げるために毛細血管を広げたり、汗をかいたりと体温を下げる指令を出す。そのことによって滑り台の傾斜が急になり、寝つきの良さをもたらすのです。

最後に、巷に溢れる「快眠グッズ」について。「快眠枕」「アロマ」「サプリ」など、実に購買意欲を駆り立てられるものばかりですが、本当に効果はあるのか。

プラセボという意味では、それに期待を寄せている人にとっては効果ありだと言えるでしょう。しかも、睡眠というのは実にデリケートなもので心理効果は大きく、プラセボ効果は馬鹿になりません。薬効のはっきりしている睡眠薬ですら、プラセボ効果に勝つのが大変なこともあります。実際、私も三日月形の抱き枕を使っていて、これでないと寝苦しいのです。

ただ、では、それらが新薬開発のように厳密な方法で睡眠に与える影響を確認したグッズであるかと言えば、しっかりと睡眠改善効果が検証された商品はごく少数です。

## 社会的損失は15兆円

ですから、ひとつ押さえておいていただきたいのは、睡眠障害と言われるレベルの症状が出た場合、サプリや寝具、「快眠グッズ」に過度に頼らず、病院での受診も検討すること。睡眠障害は70種類くらいあり、罹患率の高い病気が数多くあります。快眠法に時間とお金を費やして睡眠障害の症状が進行してしまったケースもあります。

睡眠の質や量が低下していると思っている〝ヘルスコンシャス〟な人が、良かれと思って身銭を切る分には良いですけど、シビアな睡眠障害を抱えている人に効果があると思われると、科学的根拠は薄いのです。そこはきちんと理解しておくべきでしょう。

アメリカの研究所の試算では、睡眠障害の治療費や、作業効率の低下による業績悪化、事故による損失など、いわゆる睡眠障害によって生じる日本における社会的損失は年間約15兆円に達するともいいます。

睡眠は個人の問題であると同時に社会全体の問題でもある。間違った情報に惑わされず、正しい「常識」を身に付け、質量ともにしっかりした眠りを取っていただきたい。睡眠は、生きている限り一生付き合い続けなければいけない生活習慣なのですから。

上西一弘
女子栄養大学教授

# 寝たきり予備軍の原因「新型栄養失調」を防ぐ食事術

うえにし・かずひろ
1960年生まれ。徳島大学大学院栄養学研究科修士課程修了。食品企業の研究所を経て1991年から女子栄養大学に勤務、2006年より教授に。専門は栄養生理学、スポーツ選手の栄養アセスメント等。2005年以降、厚労省が策定する「日本人の食事摂取基準」のワーキンググループメンバーを務めている。『新しいタンパク質の教科書』（池田書店）等の監修本や著書がある。

もう若くはないのだから老後は慎ましやかに——こうした日本人の控え目な傾向が、こと食生活に関しては時に危機をもたらす。

高齢者を襲う新たな〝現代病〟、その名も「新型栄養失調」。「太りすぎ」を気にすることはあっても、まさか現代の日本で栄養失調が問題となっているとは。「人間と食」の研究を続けてきた栄養学の専門家が、先進国・日本の〝意外な食の危機〟を解説する。

## 要介護手前「フレイル」の危険

現代の日本人は、人類史上稀に見る飽食の時代を生きています。「飢える」ことはまずありません。恵まれた時代と言えるでしょう。しかし……。

男性は8人に一人（12・4%）、女性にいたっては5人に一人（20・7%）。これは65歳以上の高齢者における「低栄養」の人が占める割合です。85歳以上となると男性17・2%、女性は27・9%にまで跳ね上がります（2019年、厚生労働省「国民健康・栄養調査」より）。

さらに、人体の約20%を占め、筋肉などのもととなるタンパク質について見てみると、今の日本人の摂取量は1950年代、つまり戦後間もない頃とそう変わらない状況です。飽食の時代にあって、戦後の食糧難の時代を彷彿《ほうふつ》させる栄養不足が私たちを蝕んでいるわけです。とりわけ高齢者にとって、これは憂慮すべき状況です。なぜなら、生きていくのに充分な栄養を摂っていないと、その一歩先には寝たきり状態が待ち受けているフレイル（虚弱）になってしまう危険性が高いからです。

フレイルを招く低栄養、すなわち現代における「新型栄養失調」が、実は超高齢社会ニッポンの大きな「食問題」として横たわっているのです。

私も策定に携わった、最新の2020年度版の「日本人の食事摂取基準」では、65歳以上の高齢者に関する記述に注目すべき改定があります。それまでは、1日に摂取するエネルギーのうちタンパク質で摂るべき目標量の下限値は「13％」であったのに対し、2020年度版では「15％」に引き上げられたのです。そこには、高齢者がフレイルなどを避けてより健康に生きていくために、意識して多めのタンパク質を摂取してほしいとの思いが込められています。

ここで改めて、新型栄養失調について説明したいと思います。

先ほども述べたように、現代日本は飽食の時代ですから、「食べるものがない」という意味での栄養失調はほとんどないでしょう。一方、食事に事欠いているわけではないため総じてエネルギー（＝カロリー）は充分に摂れているものの、個々の栄養素別に見てみると必要な量が摂れていない。これを新型栄養失調、あるいは低栄養と呼びます。

それなりにカロリーは摂っているので、見た目は痩せていない。しかし内実を見てみると、食事内容に偏りがあり、健康的に生きるための各栄養素の摂取量が不足しているわけです。

そのため、カルシウムやビタミンなど、いずれの栄養素も充分な量を摂る必要がありますが、なかでも高齢者が気をつけなければならないのは、タンパク質不足による新型栄養失調です。

タンパク質は英語でプロテイン。その語源であるギリシャ語のプロティオスは「最も重要なもの」を意味します。語源の通り、タンパク質はとても重要な栄養素です。一般的には、筋肉のもとというイメージが強いでしょう。しかし、それだけではない。人間の身体のほとんどの部分はタンパク質で作られていると言っても過言ではありません。

髪の毛もそうですし、骨粗鬆症などが心配される高齢者にとって大事な骨も、半分はタンパク質の一種であるコラーゲンで作られています。セロトニンやドーパミンといった脳内の神経伝達物質も、その材料はタンパク質です。ウイルスに対する免疫においても、タンパク質の果たす役割は欠かすことができません。

そのため、タンパク質不足の新型栄養失調になると、最も分かりやすい流れで言えば、筋肉が落ちて身体を動かしにくくなり、要支援、要介護手前のフレイルになりやすくなります。しかし、それ以外にも骨が弱って骨折したり、免疫力が低下して風邪をひいたりして寝込むことになれば、またタンパク質不足で脳内物質が足りなくなれば認知症リスクも高まり、やはりフレイルに近づいてしまいます。つまり、タンパク質不足の新型栄養失調によって、直接的に筋肉が落ちる以外の面でも、フレイルに陥りやすくなってしまうのです。

### 孫にから揚げをあげてはいけない

では、なぜ高齢者はタンパク質が不足する傾向にあるのでしょうか。断定的なことは言えませんが、その原因はいくつか推測することができます。

例えば、いわゆるおひとりさまが増えていることで「孤食」の機会が多くなり、食に関しておざなりになりがちなことがあげられます。

また、女性に関しては痩身願望も影響しているのではないでしょうか。若い頃からダイエットに熱心だったせいで、栄養素が偏った食生活が根づいてしまっている。

さらに、過度な健康食志向も原因として考えられる。ベジタリアンのように、タンパク質が豊富な肉を極度に食べない人が散見されます。

そして、一番大きな原因ではないかと思われるのが、高齢になると「脂っぽいものはもう……」と、食の嗜好が変化することです。胃がもたれそうだからと肉を避けるようになる。そこに、豆腐や野菜といった粗食っぽいもののほうが健康には良いという先入観が加わり、さらに、そもそももう成長するわけではないのだから敢えて筋肉をつけるために肉などを食べてタンパク質を摂らなくてもいいと、高齢者は考えがちです。しかし、この考え方が、「フレイルにつながる道」であることは先ほど説明した通りです。

実は、子どもでも青年でも高齢者でも、1日当たりのタンパク質の必要量は「体重×1グラム」で変わりません。ですから、次のような「微笑ましい食卓」は、必ずしも正解とは言えないのです。

祖父、父、孫の3世代が仲睦まじく同じ食卓を囲んでいる。孫の大好物であるから揚げがテーブルに並ぶ。祖父は「おじいちゃんはいいから、お前が食べなさい」と幼い孫に分け与える。体重を考えれば、よりタンパク質を必要としているのは小さな孫ではなく大きな祖父ですから、本来は孫が祖父にから揚げをあげて、祖父のほうがより多く食べるべきなんです。

筋肉や骨は、一度出来上がればそれで大丈夫というものではありません。毎日代謝が行われていますので、常にタンパク質を供給し続ける必要があるのです。この点を、高齢者にはぜひ理解していただきたいと思います。もう身体を大きくする必要はないのだから、お腹がすいたら適当に満たす。孫にから揚げは全部あげる。これでは、フレイルにならないための身体作りは叶わないのです。

ただ、タンパク質を摂りすぎるのも、それはそれでよくありません。腎臓に負荷がかかってしまうからです。腎臓はタンパク質の代謝を行っているため、恒常的に過度のタンパク質を摂ると腎臓が悲鳴を上げてしまい、尿管結石などにつながるおそれがありす。したがって、やはり「体重×1グラム」、体重が60キロの高齢者であれば、1日で60グラムのタンパク質摂取をひとつの目途にしていただければと思います。

### 9種の必須アミノ酸の「特殊性質」

では、どのようにすれば上手にタンパク質を摂取できるのでしょうか。

まず食べ方としては、3食で常にタンパク質を摂ることが理想です。例えば鶏肉の場合、100グラムの中に約20グラムのタンパク質が含まれています。したがって、60キロの人が60グラムのタンパク質を摂るには鶏肉300グラムを食べればいいことになり

## 「アミノ酸スコア100」の優秀食材「タンパク質含有量」一覧表

| | 食材・食品 | タンパク質量(g) |
|---|---|---|
| 牛肉 | ヒレ肉（80g） | 16.4 |
| | もも肉（80g） | 15.7 |
| | 肩肉（80g） | 15.2 |
| | サーロイン（80g） | 13.9 |
| | ひき肉（80g） | 13.7 |
| 豚肉 | 肩肉（80g） | 14.8 |
| | ひき肉（80g） | 14.2 |
| | ロース肉（80g） | 13.7 |
| | ばら肉（80g） | 11.5 |
| 鶏肉 | ささみ2本（80g） | 19.1 |
| | むね肉（80g） | 17.0 |
| | ひき肉（80g） | 14.0 |
| | 手羽先（正味80g） | 13.9 |
| | もも肉（80g） | 13.3 |
| 野菜など | 大豆（水煮缶詰）（40g） | 5.2 |
| | えだまめ（ゆで）1皿（正味40g） | 4.6 |
| | やまといも1/4本（正味100g） | 4.5 |
| | ブロッコリー1/4個（60g） | 3.2 |
| | アボカド1/2個（80g） | 1.7 |
| | さといも2個（正味100g） | 1.5 |
| | ほうれん草1/3束（60g） | 1.3 |
| | さつまいも1/3本（80g） | 0.7 |

※アミノ酸評点パターン（2007）をもとに上西一弘教授が監修

| | 食材・食品 | タンパク質量(g) |
|---|---|---|
| 魚介類 | いわし2尾（正味110g） | 21.1 |
| | まぐろ1切れ（正味80g） | 19.4 |
| | さんま1尾（正味100g） | 18.1 |
| | さけ1切れ（80g） | 17.8 |
| | たい1切れ（正味80g） | 16.7 |
| | さば1切れ（80g） | 16.5 |
| | あじ1尾（正味80g） | 15.8 |
| | たら1切れ（正味80g） | 14.1 |
| | ずわいがに（100g） | 13.9 |
| | たこ（ゆで）刺身1皿（60g） | 13.0 |
| | ほたて3個（正味80g） | 10.8 |
| | くるまえび（50g） | 10.8 |
| | いか（60g） | 10.7 |
| | かき4個（正味65g） | 4.3 |
| | あさり（中）10個（正味40g） | 2.4 |
| | しじみ（大）20個（正味20g） | 1.5 |
| 卵 | 鶏卵1個（正味55g） | 6.8 |
| | うずらの卵3個（正味30g） | 3.8 |
| 乳製品 | スライスチーズ（30g） | 8.2 |
| | 牛乳（低脂肪）コップ1杯（180g） | 6.8 |
| | プロセスチーズ薄切り2切れ（30g） | 6.8 |
| | 牛乳（普通）コップ1杯（180g） | 5.9 |
| | ヨーグルト2/3カップ（130g） | 5.6 |

ます。しかし、肉300グラムを、とりわけ高齢者が1食で食べるのは難しいでしょう。しかも、一度に大量に食べても、代謝に使い切れなかったタンパク質は尿として排出されるので、吸収されないばかりか、内臓にも負担がかかります。ゆえに、食事ごとの適度な摂取が理想なのです。

日本人の食事はどうしても朝が少なく、昼はそこそこで、夜にがっつり食べるパターンが多い。毎食コンスタントにタンパク質を摂るためには、朝の食事に卵や魚を一品加えるといった工夫をしていただければと思います。

そして、単にタンパク質の「量」を充分に摂ればいいというわけでもないことを知っていただきたいと思います。「質」を伴わせるためには「アミノ酸スコア」を意識することがとても重要なのです。

ごく簡単に言うと、タンパク質はアミノ酸の塊《かたまり》です。そしてアミノ酸には20種類あり、そのうちの11種類は体内で作り出すことができるのに対し、残りの9種類は体内では作れず、必然的に食事によって外部から摂取せざるを得ません。この重要性の違いから、前者11種類を「非必須アミノ酸」、後者の9種類を「必須アミノ酸」と言います。当然、食事に際しては9種類の必須アミノ酸をバランス良く摂ることが重要になります。

ところが、９種類の必須アミノ酸には一風変わった性質があります。それぞれの必須アミノ酸を１枚の木片に喩えると、９枚でひとつの木桶を構成しているのです（図１参照）。そして、ある食材に含まれている９種類の必須アミノ酸の数値が全て「１００」（高さ１００センチの木片をイメージしてみてください）であれば良いのですが、仮にひとつでも「80」（80センチの木片）のものがあると、その差の20センチのせいで木桶から必須アミノ酸がこぼれてしまい、１００の必須アミノ酸も80しか摂取できないのです（図２参照）。もし80よりも低い65の必須アミノ酸が含まれていれば、やはり他の１００の必須アミノ酸も65しか摂取できません（図３参照）。

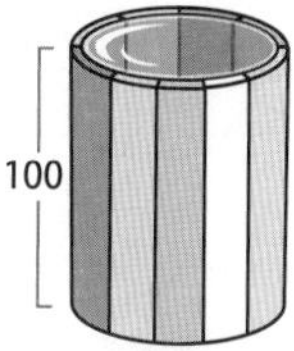

図1

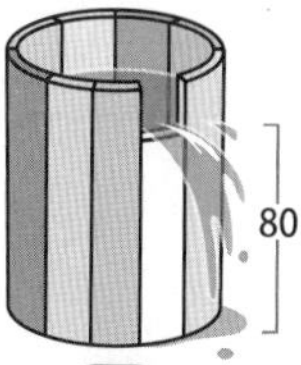

図2

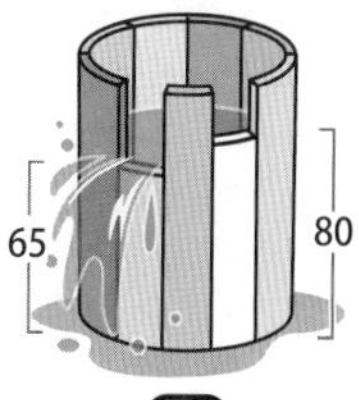

図3

## 食材のバリエーションが大事

したがって、9種類の必須アミノ酸全てが100であることが望ましい。この必須アミノ酸のバランスを表す指標をアミノ酸スコアと言い、図1の食材はアミノ酸スコア100、図2は80、図3は65となります。要は、アミノ酸スコアが高いほどバランスが良く、優秀なタンパク質なので、できるだけアミノ酸スコア100（＝良質）の食材・食品で、60キロの人であれば60グラム（＝適量）のタンパク質を摂るのがベストと言えます。アミノ酸スコア100、すなわちフレイル予防により有効な食材等は、173ページ掲載の表を参考にしていただければと思います。

とはいえ、アミノ酸スコア100の食材・食品のひとつを食べ続け、それで1日60グラムをクリアすればいいかと言うと、そうとも言えません。例えば、豚肉も牛肉もアミノ酸スコアは同じ100ですが、豚肉はビタミンBが豊富であるのに対し、牛肉には鉄や亜鉛がたくさん含まれています。したがって、タンパク質以外の栄養素のことも考えると、今日は豚肉、明日は牛肉、明後日は鮭……といった具合にメニューをローテーションさせることがお勧めです。ただでさえ、高齢者は何事においてもマンネリに陥りがちですので、やはり食事のバリエーションを意識することが重要です。

一方、アミノ酸スコアが100ではないからといって、それを避ける必要はありません。例えば精白米のアミノ酸スコアは、リジンという必須アミノ酸のスコアが低いため65ですが、リジンが豊富に含まれる大豆と組み合わせると、補い合って100になります。日本の食卓の定番である白米に納豆というのは、アミノ酸スコア基準で考えると、とてもよくできた組み合わせなのです。

### ふくらはぎの「指輪っかテスト」

こうしたことに気をつけてフレイルを避けることが健康長寿につながるわけですが、フレイルの兆候を自己診断する方法として有名なのは「指輪っかテスト」です。両手の人差し指と親指で輪っかを作り、自分のふくらはぎを囲みます。もし指の輪っかよりもふくらはぎのほうが細く、輪っかとふくらはぎの間に隙間が出来ていれば、タンパク質が不足し、筋肉が落ちて痩せすぎている危険性が高い。

そういう高齢者は、頑張ってタンパク質を摂り、体重（≒筋肉）を増やす必要があります。体重が戻ってくると、まず身体活動量が増える。すると、家事や散歩がしやすくなります。散歩に出かければ筋肉も鍛えられますし、お腹も減るのでより食べられるようになり、さらに動きやすくなるというプラスのサイクルに持ち込むことができます。

逆に、食べないと筋肉が減り、動けなくなるからお腹も減らず、さらに食べなくなって……というマイナスのスパイラルに入り、フレイルへ一直線です。

この「プラスのサイクル」と「マイナスのスパイラル」を比較してみると次のことが分かります。

歳をとって動くのが億劫になり、ますます衰えているように感じる。だからと言って、いえ、だからこそ、運動して筋肉を鍛えようという気力が湧かない。つまり、弱り気味で運動するのは面倒だという人こそ、まずは食事、とりわけタンパク質を摂ることからスタートするべきなのです。フレイル予防の第一歩は「食」から始まるのです。

# 「生涯健康脳」をつくるスモールステップ法

瀧靖之
東北大学加齢医学研究所教授

たき・やすゆき
1970年生まれ。東北大学大学院医学系研究科博士課程修了。医師、医学博士。MRI画像を用いたデータベースを作成し、脳の発達や加齢のメカニズムを研究。これまで読影、解析した脳MRI画像は16万人分に上る。『生涯健康脳』（ソレイユ出版）、『脳医学の先生、頭がよくなる科学的な方法を教えて下さい』（日経BP）等、著書多数。

人生100年時代を迎え、百寿が他人事ではなくなっている現代において、私たちの課題は「長寿」とともに、いやむしろそれ以上に「健康長寿」であると言えよう。非・自立的に生きる時間を短くし、「寿命≒健康寿命」とするためには「脳の健康長寿」も欠かすことはできない。

これまで16万人にもおよぶ脳のMRI画像を診てきた「脳診断」のプロが、「生涯健康脳」の鍛え方を伝授する。

## 三日坊主は「脳の財産」

「どうせ三日坊主になるに決まっている」

人生経験を積んだ高齢者になればなるほど、心身の衰えも相まって、自分自身のことをそう諦めがちです。

「今から新しい何かを始めたところで、続けられずにまたすぐ止めてしまうのは目に見えている……」

しかし、脳研究の専門家である私からすると、このマイナス思考は間違っていると断言できます。

三日坊主で良いのです。それが人間として普通のことなのです。そして、三日坊主は後になって必ず役に立つ時が来ます。なぜなら、脳には「可塑性《かそせい》」があるからです。

以前は、脳は一度形や大きさが完成すると、以降は加齢に伴い衰えていくだけと思われていました。しかし、近年英科学誌『ネイチャー』に掲載された研究報告等によって、そうではないことが分かってきています。

脳は何歳になっても神経細胞同士をつなぐ回路を変化させ、機能を高めることが可能なのです。とりわけ記憶を司る海馬にいたっては、その中で神経細胞そのものが新しく生み出されることがある。外部からの刺激などで脳の体積や回路が変化することを「脳の可塑性」、海馬で起きる現象を「神経新生」と言います。

したがって三日坊主は、その人が先天的に「努力できない脳」の持ち主だからなおらないという話ではない。後天的な工夫やトレーニング次第で「脱・三日坊主」はできる。つまり、私たちは何歳になっても新たにチャレンジし、学び、知識や技術を身に付けていくことが可能なのです。

実はその時、たとえ三日坊主であったとしても過去に取り組んだことがあるという経験そのものが、新たな学びへの大きな助けとなります。すなわち、三日坊主は決してチャレンジに失敗した「黒歴史」などではなく、新しい挑戦をするにあたっての、脳にとっては大きな財産と言えるのです。

## 脳機能は「身なり」に表れる

もちろん、脳が加齢とともに萎縮していくのは紛う方なき事実です。萎縮により、例えば速いスピードで計算するようないわば「脳の瞬発力」は落ちます。

しかし、脳の機能が〝衰えへの一方通行〟でないことは、可塑性があることによって証明されました。脳に好影響を与える生活習慣やトレーニングで、記憶して知識を蓄えていくことそのものは、何歳でも可能ということです。

逆に言えば、生活習慣によっては脳機能の衰えがより加速してしまう場合もあります。

実際、16万人の脳のＭＲＩ画像を見てきた私には、揺るぎないひとつの経験則があります。大学に被験者として来られる高齢者に関するある法則です。結論から先に申し上げると、「名は体を表す」ではなく「体は脳を表す」ということです。

身なりがしっかりしている高齢者は、脳のＭＲＩ画像を見ても、萎縮が少なく、きれいに保たれている方が多い。一方、失礼な言い方になってしまいますが、ヨレヨレのジャージを着て来られるような高齢者は、同年齢の方と比べても脳の萎縮が進んでいる場合が多いのです。

結果的に、脳機能がしっかりしている方は、社会との関わりを保つことができて、コミュニケーションの機会も多い。すると必然的に、身なりを気にして整えるようになる。

身なりに気を配れば、その分、脳を働かせることになり、脳の状態が良く保たれる。このように、脳と見た目は相互に影響し合い、高め合っているのです。

では、脳の可塑性によって、高齢者はどこまでその機能を高めることができるのでしょうか。これはあくまで感覚的な話になりますが、何歳から学び直しを始めても、努力によっては自身が中高大学生だった頃と引けを取らないところまではいけると思います。無論、始めるのが遅くなればなるほど時間は掛かりますが、いくつになってもさまざまなことにチャレンジするのは可能だと考えています。

## 「ゼロ」か「1」かは雲泥の差

ここで、話を三日坊主に戻します。過去に英会話や楽器演奏、新しい資格試験に挑戦してみたものの、練習や勉強が続かずに止めてしまった経験のある方は少なくないでしょう。だから、今さらもう無理だと。

しかし、まず脳においては「ゼロ」と「1」の差が非常に大きいことを知っていただきたいと思います。脳は記憶をするため、全く経験がないのと、少しでも手をつけたことがあるのとでは雲泥の差がある。例えばピアノですと、子どもの頃に少し習っていた、あるいは40代で少しかじったという経験があれば、親近感や知識が残っていますから、高齢になって「ゼロ」から始めるよりもハードルがグッと下がります。ちょっとでもやっておきさえすれば、三日坊主でも役立つのです。

また冒頭で、三日坊主は人間として普通のことと述べました。人は三日坊主になってしまうのが当たり前なのです。なぜなら、私たちには現状維持バイアスというものが働き、日常生活の習慣を変えることにものすごいストレスを感じるようにできているからです。

仮に、ここまでこの記事を読んでくださった読者が、一念発起してピアノを始めたとします。今日、明日、明後日……長くても1カ月くらいでフェードアウトし、練習を止めてしまう方がほとんどでしょう。でも、それは現状維持バイアスが働く人間として普通のことなのです。ですから、それで自分をダメだと思ったり、責めたりする必要は全くありません。

とはいえ、それで良しとしたら一向にピアノを弾けるようにならないではないか、結局三日坊主を繰り返すだけで、技術習得まで辿り着けないではないか――そう思う方もいるでしょう。しかし、そんなことはありません。現状維持バイアスを逆に働かせればいいのです。そのためにお勧めなのは「スモールステップ法」です。

## まずは1日1回を1週間

例えば、思い立って今日から筋トレを始めたとします。そうは言っても、全く運動していなかった「ゼロ」の方が、いきなり毎日20回腕立て伏せをしようとすると、1日やっただけで嫌になってしまうに違いありません。したがって、極端な話をすれば1日1回でもいい。ピアノなら、必ず毎日ピアノの前に座る、あるいは1小節で構わないから弾く。英会話であれば、1日1単語でいいから覚える。

そんなに「小さな歩み」でいいのかと不安になるかもしれませんが、それで構わないのです。その代わり、絶対に1週間は続けてください。それができたら、腕立て伏せを3回にし、ピアノだったら小節数を増やして、英会話だったら文章を覚える。こうして小さな歩みを積み重ねていくと、新たな現状維持バイアスが働き始めます。つまり、ちょっとずつ続けていたことを止めるほうが気持ち悪く感じられるようになる。こうした小さな積み重ねによって、現状維持バイアスが働く方向を、「続けるのが嫌」から「続けないと嫌」に逆転させるのに有効なのがスモールステップ法です。

この「逆転」には2カ月程度掛かると言われていますが、年齢に関係なく、誰にでも可能とされていますので、「この曲を弾くぞ！」と意気込むのではなく、「1小節必ず弾くぞ！」から始めれば、いくつになっても確実に新しい技術を身に付けられます。

スモールステップ法である程度の習慣化ができたのであれば、次には「ポモドーロ法」を実践するのも効果的でしょう。人の集中力は20〜30分が限界と言われています。その時間内で覚えられたことは、その後も記憶として残る。逆に、20〜30分以上経って覚えたことはあまり身にならない。20〜30分集中的に取り組んで、やり切ったら5分きっちり休む。これを繰り返すのがポモドーロ法です。

大事なことは、20〜30分「集中しきる」ことです。例えばスマートフォンを近くに置いていてメールが来たりすると、そこで集中が途切れてしまいます。そして、一旦切れた集中はすぐには戻らず、数分間は集中することができません。これを「注意残余」と呼びます。そのため、周りに余計なものは置かず、20〜30分後に鳴るタイマーを掛けるなどして「集中しきる」ことが重要なのです。

さらに、脳の可塑性を活かし、高齢になってから新たに学ぶ上で大切なのは知的好奇心です。脳の中で感情を司るのが扁桃体、記憶を司るのは海馬ですが、扁桃体と海馬は非常に密接に機能連絡をし合っています。したがって、楽しくてワクワクするといった感情を持つことで、記憶力も高まる。ゆえに、面白がる知的好奇心が、学び直しには重要になってくるわけです。事実、私たちのグループが2000年から約8年間にわたって、男女381人の追跡調査を行った結果、アンケートで知的好奇心が強いと分類された方は、脳の側頭葉と頭頂葉が接する領域の萎縮が少ないことが分かっています。

とはいえ、何を始めたらいいか分からない、そもそも知的好奇心が沸き上がってこないという方もいるでしょう。そこで大事になってくるのはハードルを下げることです。例えば、全く未知の分野にチャレンジするよりは、かつて少しでもやったことがある趣味的なものを再開するほうがハードルは低い。そう、昔の三日坊主の経験が、この局面においても「財産」として活きてくるのです。

## いくつになっても学び続ける

ここまで、脳の可塑性を理解した上での学び方について説明してきました。こうした学びによる脳の活性化とともに、「脳の健康」を保つことが大切であるのは言うまでもありません。健康寿命を短くする原因の約4割を、脳血管障害や認知症といった脳関係の疾患が占めています。脳の健康が如何に大事かが分かります。

脳の健康状態に好影響を与える生活習慣の代表的なものとしては、まず運動があげられます。特にエビデンスが高いのが有酸素運動の習慣化です。具体的には息が弾む程度の早歩きを30分程度行うのが理想的でしょう。ただし、これは決して低いハードルではありません。ここでもスモールステップ法を活用し、最初は家を出て100メートルだけ早歩きすることから始めてもいいと思います。

そもそも、なぜ運動が脳の健康にとって良いのかと言えば、海馬と関係があります。先ほど述べたように、海馬は脳の中で唯一、神経新生が起きる部位です。有酸素運動は神経新生を促すために海馬の機能を高め、同時に有酸素運動が脳の可塑性を促進することも分かっています。

次に睡眠。アルツハイマー型認知症の原因物質であるアミロイドβという異常タンパク質を、睡眠は洗い流してくれる上に、寝ることでやはり海馬の機能が高まることが分かっています。簡単に言えば、人は眠るからこそものを覚えられるのです。1日6～8時間の睡眠は必要とされています。私自身も、どれだけ忙しくても7時間の睡眠を確保するように努めています。

当然、食事に気を遣うことも脳の健康を大きく左右します。よく言われるように、和食や地中海食といったヘルシーでバランスの良い食事を心掛け、何よりも動脈硬化を防ぐことが大事になります。心筋梗塞同様、脳梗塞も動脈硬化によって引き起こされるからです。

食事との関連で言うと、実は脳の健康にとっては適切なダイエットもお勧めです。というのも、女性に多い皮下脂肪型の肥満は体を保護する役割も果たしますが、一方で男性に多い内臓脂肪型の肥満は慢性炎症を引き起こす。その結果、血管も炎症を起こしてしまい動脈硬化につながるのです。

以上のようなことに気を配りつつ、脳の健康を保ち、いくつになっても学び続けることが健康長寿に大きく寄与するはずです。そのために、まずは「脳は衰えていく一方である」という思い込みから自身を解放する。これが広い意味での〝スモールステップ〟の第一歩となるのではないでしょうか。

伊藤裕
慶應義塾大学予防医療センター
特任教授

# 長生きの決め手
# 「臓器の時間」の進み方を遅らせる

いとう・ひろし
1957年、京都市生まれ。1983年京都大学医学部卒業。同大学大学院医学研究科博士課程修了。米国ハーバード大学、スタンフォード大学にて博士研究員。京都大学大学院医学研究科助教授を経て、慶應義塾大学医学部腎臓内分泌代謝内科教授、2023年より予防医療センター特任教授、同大学名誉教授。世界で初めて「メタボリック・ドミノ」を提唱したことで知られる。

「寄る年波には勝てない」と諦めていたらますます老け込む。老化を遅らせるには「心持ち」が大切——。

生活習慣病がドミノ倒しのように進み、やがて重大な病態を引き起こす「メタボリック・ドミノ」という概念を世界で初めて提唱したことでも知られている慶應義塾大学医学部教授・伊藤裕氏は「臓器の時間」という考え方も提唱している。それがゆっくり進むほど長寿に繋がると言う。詳細を伊藤氏に伺う。

## がんも認知症も「メタボ」が起点

メタボリックシンドロームの大きな原因というのは、内臓脂肪の増加、要するに肥満です。そのため以前は、肥満の解消こそ一番のメタボ予防と考えられていました。しかし現在は、少し考え方が変わってきました。慶應義塾大学の百寿総合研究センターで、100歳以上の方がどんな病気に罹っているのか調べると、85歳以上になってから高血圧などになった、という人が多かった。つまり、100歳を超えるような人は、なかなか生活習慣病にならない、というわけです。

メタボリック・ドミノの起点となるメタボリックシンドロームは、代謝能力が落ち、供給される栄養がうまく利用できず、ダブついている状態。メタボによる代表的な弊害として、高血圧や糖尿病などの生活習慣病があり、メタボリックシンドロームという言葉ができた当初は「成人病」と言われていました。

その時はまだがんなどは別の病気として分けて考えられていましたが、その後、メタボの人が増えるにつれて、主に消化・吸収に関わる部位のがん患者も比例するように増えていきました。胃がん、大腸がん、すい臓がん、腎臓がんなどです。

そうしたことから、実はがんとメタボは関係があるのではないか、と考えられるようになったのです。小児がんなどの特殊なものを除けば、今ではメジャーながんの多くが、メタボを起点としたドミノの牌の一つであることが分かってきました。

認知症も同様です。昔はメタボと関連付けて考えられることはありませんでしたが、結局、根本をたどると、メタボで血管や神経の代謝が悪くなっているのが原因であることが分かってきています。

## 「太っている＝メタボ」ではない

先ほど、100歳を超えるような人は生活習慣病になかなかならない、と言いました。それはつまり、メタボリック・ドミノの最初の牌である代謝機能の低下が非常に遅い、ということ。逆に言えば、体の中の代謝機能が落ちない人、落ちにくい人ほど長生きする、ということなのです。太っている＝メタボではない。うまく体の中でエネルギーが使われているかどうかがメタボを避ける上で最も大切なことだったのです。

こうした考えを踏まえて、近年は糖尿病の治療法も大きく変わってきています。ごく簡単に言うと、良い薬がたくさん出てきた。具体的には、腸と腎臓に働く薬が新しく出てきたのです。

最近、腸と腎臓が全身の代謝機能に大きく関係しており、メタボリック・ドミノが倒れるスピードにも関わっていることが分かってきました。元々腎臓が悪い人は寿命が短いことは分かっており、腎臓は体のペースメーカーと言われることもあります。一方の腸については、その働きが悪いと炎症が起こりやすく、内臓脂肪がたまりやすいことが分かっています。

こうしたことから、腎臓と腸の働きを良くすれば糖尿病予防になるだけではなく、メタボリック・ドミノが倒れるスピードを遅くできる、スローエイジングになることがこの10年ほどで分かってきたのです。

メタボを避けるには、腸や腎臓に負担がかからないようにすることをメインに考えていく必要があるのです。やみくもに「健康のために体重を減らそう」というのはすでに誤った常識になっている。いかに代謝機能を落とさないかを考えていくべきなのです。

## 「臓器の時間」を遅らせる

では、どうすれば代謝機能を落とさずにいられるのか。そこで私が提唱するのは、「臓器の時間」という概念です。それぞれの臓器には寿命があり、それを延ばすことができれば、我々の寿命も延びる、という考え方です。

臓器の時間が早く進みやすいのは、外界に接している臓器です。食べ物を消化・吸収している胃や大腸などの消化器官、酸素を取り込んでいる肺、それ以外だと乳腺や生殖器。こうした臓器は外界に接している分ストレスを受けやすく、トラブルを起こしやすい。それに対して、脳や心臓は外界からはある程度離れて独立しています。消化器系のがんはメジャーですが、脳や心臓のがんはメジャーとは言えません。

消化器系の臓器の時間が通常よりも早く進んでしまうと、全身の代謝機能が落ち込みます。臓器の時間が早く進むということは、代謝機能が低下し、メタボリック・ドミノが倒れるスピードも速くなる、ということです。

また、全身の代謝が悪くなると、見た目も老け込んできます。「とてもその年齢には見えませんね」と言われるような人は、実際、内臓も元気なことが多いのです。逆に実年齢より上に見られる人は、臓器がヘタってきている可能性があります。臓器が元気だと肌が若々しく、ハリがある。皮膚は腸と同じくらい頻繁に細胞が入れ替わっている部位。代謝の良しあしが出やすいのです。

腸と腎臓を比べると、臓器の時間が進んだことが分かりやすいのは、腸のほうです。食欲不振、便通が悪くなる、などが臓器の時間が進んで代謝が落ちた時の初期症状です。高齢になってもがつがつステーキを食べられる人というのは、消化器系の臓器の時間が進むのが遅い人、と言えるでしょう。代謝が良いので、メタボになりにくく、ドミノが倒れるスピードも遅い、ということになります。

臓器の時間が進むスピードには、ある程度の男女差、遺伝子の差があります。女性のほうが長生きなのは、女性ホルモンの影響で臓器の時間が進むのが比較的遅いからです。女性は皮下脂肪をためやすく内臓脂肪をためる必要がないため、血管もしなやかで、内臓がくたびれにくい。また、臓器の時間が進むスピードには、遺伝によって変わってくる部分もかなりあります。

現代社会の環境は、臓器の時間を進めやすい方向にあると言えます。夜中でもコンビニが開いていますし、ジャンクフードなど臓器にストレスをかける食品も多い。臓器の時間をなるべく進めないようにするには、やはり和食が良いですね。腸内細菌が臓器の時間に作用していることが分かってきていますが、和食は腸内細菌にとって良い環境を作りやすいと言われています。納豆などの発酵食品も良いとされており、私もよく食べます。

## 老化のカギは「ミトコンドリア」

臓器の時間は、個々の臓器で別個に進んでいるわけではなく、お互いに影響し合っています。例えば腎臓に関して言うと、腎臓が他の臓器に対し、神経や分泌物を通じて命令を下しているのではないか、ということが分かってきています。そのため腎臓が悪くなると腸も悪くなるし、心臓も悪くなる。腎臓は血液を濾過しているだけではなく、実は他の臓器の司令塔のような役目を果たしているのです。このように一つの臓器の時間が進むと、一気に全身の臓器の時間が進むことがあります。

また、ストレスが臓器の時間を進めてしまうことも分かっています。ストレスにさらされると、臓器は頑張りすぎてしまう。外部から攻撃されて、自身の機能を高めるのです。しかし臓器の時間は有限。頑張った分、寿命は削られます。

さらに細かく見ていくと、臓器の時間が進むかどうかには、ミトコンドリアが関わっています。ミトコンドリアは細胞の中にある小器官で、栄養素と酸素をもとに臓器を動かすエネルギーを作るという、まさに臓器の代謝機能そのものを担っている。「代謝機能が低下すること＝老い」なのだとしたら、ミトコンドリアの機能低下は老いそのものです。

実際、ミトコンドリアの機能は老化によって低下していきます。80歳の人を40歳の人と比べると、ミトコンドリアの機能は平均でほぼ半分になっています。あくまで平均で、中には年をとってもミトコンドリアの機能がほとんど変わらない人もいます。

では何がミトコンドリアを元気に保つのかというと、一つは遺伝で、これについてはどうしようもない。大事なのは、時々、低栄養、低酸素の状態を作ってみることです。間食などによって常にエネルギーが供給されている状態が続くと、ミトコンドリアは頑張ってエネルギーを作り出そうとしない。使われないでいると、ミトコンドリアの能力も落ちていきます。そのため、軽めの食事制限や有酸素運動をして、時々ミトコンドリアに「このままじゃマズい」と緊張感を与えることが大事なのです。

あとは心持ちも大切。先ほどの80歳ではミトコンドリアの機能性が40歳の半分、という話を聞いて、「どうせ代謝は落ちていく」と思うようではダメです。「俺は周りとは違って元気に保つぞ！」と思うくらいでなくては。実際、見ているとそういう心持ちの高齢者のほうが元気です。高齢者がステーキを食べる時に「こんなものばかり食べていたら胃がもたれる。早死にする」とネガティブなことばかり言っていたら、「食べたいんだったら楽しく食べたほうがいい」と背中を押してあげるだけで、前を向ける方も多いはずです。

### 遺伝子は生活を「記憶」する

私は「臓器の時間」だけではなく、「臓器の記憶」も提唱しています。一度、臓器に良い生活をすると、その後、元の生活に戻ってしまったとしても、臓器に良い生活が遺伝子に「記憶」として残り、良い影響がずっと続く。逆に高血糖、高血圧になりやすいような生活を一度してしまうと、それを元に戻した後も遺伝子に記憶として残り、悪い影響が続いてしまう。つまり、これまでの様々な食生活や生活リズムなど、日々の習慣の積み重ねが、今の臓器の状態を決定していると言っても過言ではない。このように遺伝子に良かったこと、悪かったことが後天的に書き込まれる作用を「エピジェネティクス」と呼びます。

ストレスにさらされると、遺伝子は傷つきます。遺伝子が傷つくとミトコンドリアの働きも悪くなる。ミトコンドリアの働きが悪くなって代謝が落ちると、傷ついた遺伝子を修復する機能がうまくいかない。こうして「エピジェネティクス」が悪い方向にどんどん変わっていってしまうわけです。

最近は骨年齢測定のように、「エピゲノム検定」と言って、遺伝子がどれだけ傷ついて「エピジェネティクス」が悪い方向に進んでいるのかが測れるようになってきました。遺伝子の傷つき具合が分かれば、自分の臓器の時間がどれくらい進んでいるのかが分かります。見た目以上に老けている人は、実際、遺伝子の傷が多い傾向にある。つまり、実年齢より直接的な老化の指標になり得るのです。まだ一般の方は受けられませんが、これからどんどん広まっていくと思います。

臓器の時間の進みを遅らせるために私が重視しているのは、規則正しい生活を送ることです。我々の体は、昼に行動して夜に寝るという大きなリズムに合わせて作られています。だから食事はちゃんと陽のあるうちに食べ、夜はなるべく食べずに寝る。

我々の体の中には、1日24時間を刻む時計遺伝子というものがあります。時計遺伝子は光と食によって時間を管理しています。つまり、この光と食の規則正しい摂取をきちんと守れば、体内時計はうまく回るということです。

実は、体の遺伝子の3分の1はこの時計遺伝子に支配されています。代謝も、ほとんどがこの時計遺伝子の影響を受けている。ということは時計遺伝子を正しく動かせれば、体へのストレスが減り、代謝も良くなってくるというわけです。

代謝を上げるためには、定期的に行える運動も良いでしょう。いつもはジョギングなど無理なく続けられる運動をしておいて、たまにすごく筋肉を使うようなキツめの運動をするのが一番良い。時々キツめの運動を挟むことでミトコンドリアに活を入れられます。ただ、厳しすぎるのはダメ。アスリートのように追い込むのはむしろストレスです。

私はコロナ禍になる前は、ほとんど運動をしていませんでした。コロナで本格的に体を動かす機会が減ってしまったので、スマホに「セブンミニッツ・ワークアウト」というトレーニングアプリを入れて、今でも毎日続けています。あとは、ウェアラブルウォッチを付けて、自分が1日何時間寝ているのかを測っています。

## 「推し活」が最良の薬

臓器の時間を遅くできているかなどというのは、客観的には分かりづらいものです。

ただ、ある程度規則正しい生活をしている人はストレスも少ないし、結果的に楽しく生きている人が多い。そういう生活をしているとメタボになりにくく、ドミノの進みもかなり遅い……というように、おのずと長寿になるのかな、と思います。

美味しいものを食べることもそうですが、高齢になればなるほど、楽しみを持つことが本当に大事です。それがテンポの良い生活、代謝を落とさない生活に繋がっていく。そして、その楽しみについて誰かと話せることも大切。会話というのは、相手が次に何を話してくるのかが分からないため、常に不確定要素に対応する能力が求められる。それができるのは、老いていない証拠と言えます。

一番良いのは「老いらくの恋」かもしれません。相手がいて会話をしなければならないし、ワクワクもする。アイドルなど、大好きでたまらない「推し」を持つのも良い。趣味を持って、と言われると構えるかもしれませんが、「臓器の時間」を進めないためには、ワクワクすることなら何でも良いと思います。

## 【初出一覧】

本書の内容は『週刊新潮』に掲載した記事を加筆・修正の上、再構成したものです。

また、本書に記されている情報は、掲載当時のものです。

◆「長生き呼吸法」で「血流」「免疫」「メンタル」を一挙改善　２０２０年11月12日号

◆「80歳の壁」を超えて若さを保つための「筋トレ」指南　２０２２年10月13日号

◆「脳内ＧＰＳ」を強化して認知症を防ぐ　２０２２年11月17日号

◆成人の３分の１が罹患　万病のもと「脂肪肝」を断つ　２０２２年10月20日号

◆口腔ケアの盲点「舌そうじ」で誤嚥性肺炎をゼロに　２０２２年７月14日号

◆骨粗しょう症予防「骨トレ」で分泌される「万能若返りホルモン」　２０２３年２月９日号

◆老化加速物質「リン」から腎臓を守って寿命を延ばす　２０２２年４月21日号

◆「エアコンつけっぱなし」「鶏むね肉」で「疲労」を除去　２０２１年９月９日号・９月16日号

◆認知症発症リスクを３割下げる「白内障手術」の効用　２０２２年４月14日号

◆世にあふれる「快眠法」に騙されないための最新知見　２０２１年11月25日号

◆寝たきり予備軍の原因「新型栄養失調」を防ぐ食事術　２０２２年12月８日号

◆「生涯健康脳」をつくるスモールステップ法　２０２２年９月29日号

◆長生きの決め手「臓器の時間」の進み方を遅らせる　２０２２年12月15日号

新潮新書

1016

# 名医《めいい》・専門家《せんもんか》に聞《き》く　すごい健康法《けんこうほう》

週刊新潮《しゅうかんしんちょう》編

2023年10月20日　発行
2023年11月25日　3刷

発行者　佐藤隆信

発行所　株式会社 新潮社

〒162-8711　東京都新宿区矢来町71番地
編集部(03)3266-5430　読者係(03)3266-5111
https://www.shinchosha.co.jp
装幀　新潮社装幀室

印刷所　錦明印刷株式会社

製本所　錦明印刷株式会社



乱丁・落丁本は、ご面倒ですが
小社読者係宛お送りください。
送料小社負担にてお取替えいたします。

ISBN978-4-10-611016-0　C0247

価格はカバーに表示してあります。

Ⓢ新潮新書

969
# ドーパミン中毒
アンナ・レンブケ
恩蔵絢子訳

快感に殺される！　ゲーム、アイドル、SNSから酒、セックス、ドラッグまで「脳内麻薬」が依存症へと駆り立てる。スタンフォード大教授の第一人者による世界的ベストセラー、上陸。

977
# 寿命ハック
死なない細胞、老いない身体
ニクラス・ブレンボー
野中香方子訳

「老い」を攻略せよ！　最新の科学研究から導き出された寿命の未来を、若き分子生物学者が分かりやすく解説。世界22ヵ国で注目のベストセラー、ついに日本上陸!!

982
# 患者が知らない開業医の本音
松永正訓

「儲かってる？」なんて聞かないで。開業資金、患者の取り合い、医師会、クレーマー、コロナで収入激減、自身の闘病――。勤務医を辞めてクリニックを設立した舞台裏、すべて書きました。

993
# 不老脳
和田秀樹

やる気が出ないのは脳のせい！　それは前頭葉が40代から萎縮を始めるから……。だが、いつまでも若さを保てる人がいるのはなぜ？　ベストセラー連発の著者が贈るとっておきの処方箋。

1006
# がんの消滅
天才医師が挑む光免疫療法
芹澤健介
小林久隆［医学監修］

科学者達が「エレガント」と口を揃える「第五のがん治療法」光免疫療法のどこが「ノーベル賞級」なのか？　数十時間のインタビューから浮かび上がる天才の苦闘、医学と人間のドラマ。